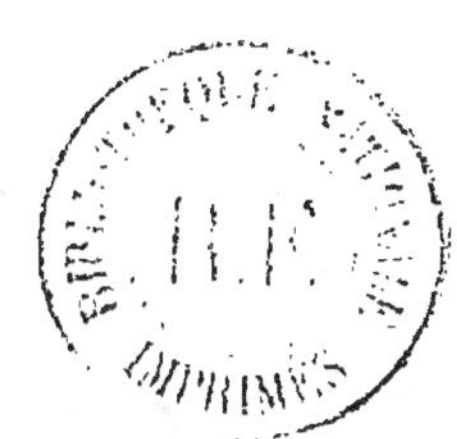

MANUEL

DE

THÉRAPEUTIQUE DENTAIRE

SPÉCIALE

OUVRAGES DU MÈME AUTEUR

Encyclopédie abrégée d'Art et de Science dentaires. Un vol. grand in-8, 124 pages avec figures dans le texte (2e édition en préparation).

A-propos sur la 1re dentition, brochure.

Un mot sur la réglementation de l'Art dentaire en France, brochure.

Les Chirurgiens dentistes Français, brochure.

Le doctorat et les dentistes, brochure.

Tsoushima dentaire (A propos du décret du 11 janvier 1909), brochure.

Discours prononcés à l'inauguration du monument Horace Wells, forte brochure illustrée.

La plaie dentaire tributaire des pansements chauds et du traitement constitutionnel, brochure.

Les gaîtés de l'Art dentaire, brochure.

Le protrusiodontisme mécanique, figures, brochure.

Jurisprudence professionnelle, brochure.

N. B. — La 3e ÉDITION de ce manuel a été honorée d'un diplôme de **Grand Prix** à l'Exposition Universelle et Internationale de Bruxelles 1910. (*Collectivité de l'Art dentaire Classe XVI, enseignement.*)

MANUEL

DE

THÉRAPEUTIQUE DENTAIRE

SPÉCIALE

ET DE MATIÈRE MÉDICALE APPLIQUÉE A L'ART DENTAIRE

SUIVI D'UN FORMULAIRE A L'USAGE DES PRATICIENS

PAR

CH.-L. QUINCEROT

CHIRURGIEN-DENTISTE
DE LA FACULTÉ DE MÉDECINE DE PARIS
DENTISTE DES MANUFACTURES DE L'ÉTAT

Quatrième édition, revue et augmentée

PARIS

VIGOT FRÈRES, ÉDITEURS

23, PLACE DE L'ÉCOLE-DE-MÉDECINE, 23

1914

INTRODUCTION

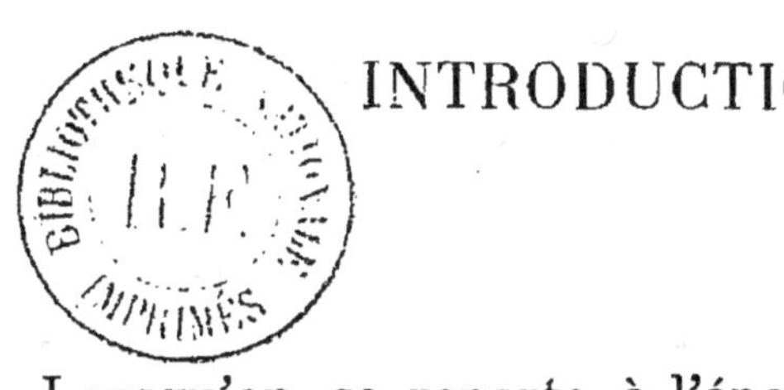

Lorsqu'on se reporte à l'époque de l'établissement rationnel de l'enseignement de l'Art dentaire en France (1879-1880), on est frappé de la différence qui existe entre le *dentiste* de cette époque et l'*odontiste* d'aujourd'hui.

Tant dans sa manière d'être que dans l'exercice de son Art, il a fait, si l'on peut s'exprimer ainsi, une évolution complète, il s'est *transmué*. En effet, de *mécanicien* qu'il était, il est devenu *médecin*... Au dentiste à la « créosote » a fait place le *thérapeute*. Aux procédés routiniers, empiriques qui étaient la base fondamentale du praticien d'il y a trente ans, s'est substituée une *thérapeutique scientifique coordonnée* ayant une loi et des principes bien définis.

Depuis 1880, chaque année nouvelle a marqué une étape de plus dans la progression de la *science odontologique*. Il n'en est pas jusqu'aux élèves qui, mieux cultivés d'année en année, se sont plus rapidement assimilé les leçons de ceux qui, malgré que cela fût contraire à leurs propres intérêts (car en facilitant l'enseignement, ils allaient créer la pléthore) se dévouèrent avec un réel désintéressement afin d'aplanir aux nouveaux venus la route qu'ils avaient eux-mêmes parcourue alors qu'elle était hérissée de difficultés. Mais pour en arriver là, combien d'écueils à éviter, combien d'embûches semées sous leurs pas, par de rétrogades et puissants confrères. Qu'importe, animés d'une volonté soutenue, ils ont pu quand même jeter bas le voile de l'obscurantisme qui nimbait l'Art dentaire et grouper en un faisceau ténu les forces éparses, afin d'en faire un tout homogène destiné à porter la diffusion de l'enseignement dans les différentes branches dont la réunion constitue notre belle profession *l'Art dentaire français* dont la renommée s'en est vite allée par delà les Océans... C'est à ces pionniers imbus de civilisation, de progrès que vous devez les sociétés, les groupements où vous pouvez butiner des parcelles de science, ce sont ces associations qui ont si noblement servi à établir entre confrères jadis ennemis, des rapports cordiaux — mais il ne faut pas perdre de vue que cette bonne confraternité ne s'est pas établie sans que chacun y mette du sien, s'astreigne à une discipline statutaire ; des hommes d'élite sont nés de ces contacts qui se sont à leur tour donné pour point d'honneur, de concourir à l'élaboration des règles de *déontologie* sans l'observance desquelles il n'est point de si petite question sociale capable d'être résolue pour le bien de tous. Il est à espérer que les nouveaux venus dans la grande famille dentaire voudront en être les dignes continuateurs.

C'est pour tout cela d'ailleurs que l'*odontologiste* est maintenant, vous devez vous en être aperçu, regardé par la société contemporaine à quelque hiérarchie qu'elle appartienne comme un *scientifique*. Ceci est une demi-vérité pour quelques-uns d'entre nous, praticiens de la première heure (1879), cela deviendra une vérité absolue pour la majorité d'ici quelques années, grâce à vous, Messieurs de l'Ecole moderne, car vous avez en mains, aujourd'hui, tous les éléments nécessaires à une solide instruction professionnelle, avec en plus, des notions de médecine, des lois de l'hygiène et de l'antisepsie, le stage hospitalier ; tout cela constitue un solide bagage, alors que vos prédécesseurs n'avaient rien pour les documenter de façon aussi précise. Malgré cela, il en est d'aucuns parmi nous qui se sont formés d'eux-mêmes et qui se sont élevés au sommet de la hiérarchie corporative tant par leur travail, leur valeur, que par leur droiture ; pour certains même, malgré le labeur quotidien, le *doctorat en médecine* est venu tardivement s'adjoindre à leurs titres universitaires professionnels, saluons donc en eux l'opiniâtreté dans le travail, l'amour du savoir et du progrès.

Je disais tout à l'heure que l'on regardait de plus en plus *l'odontologiste* comme une personnalité, comme un élément de la grande famille médicale. Cela est vrai pour quelques-uns, mais qu'on me permette de regretter qu'il n'en soit pas ainsi pour tous, car, j'en sais encore beaucoup, pour qui l'empirisme n'a pas de secrets et cela, je le déplore amèrement.

Une chose aussi me choque, c'est de voir en tout et partout la question *manuelle* trop exclusivement mise en évidence, en exergue dans certains milieux professionnels, on s'en recommande de trop à mon sens. C'est évidemment une partie constituante de notre Art, mais ce n'est pas *son tout* si je puis m'exprimer ainsi, et la THÉRAPEUTIQUE qu'en fait-on ?

Retrancher des dents de la mâchoire, aurifier, exécuter des bridges, faire des redressements, cela demande à coup sûr de la dextérité, de la subtilité manuelle, mais le *diagnostic !* Surtout le *traitement de la plaie dentaire* c'est-à-dire l'ART DE PANSER LES DENTS MALADES n'entre-t-il donc pour rien dans notre spécialité ? On semble pourtant vouloir le reléguer au second plan, alors qu'il devrait être au premier, car, c'est surtout la connaissance de cette partie fondamentale de notre Art qui établit nettement la différence entre l'artisan d'antan et le praticien d'aujourd'hui.

Guérir et soulager au moyen des *agents théra-peutiques* aussi nombreux que variés mis à notre disposition par les incessants progrès de la chimie ; les utiliser, les employer d'une façon judicieuse est le point le plus difficile, c'est l'écueil, et cela on semble l'ignorer parce qu'on s'adresse à *une dent !*

Mais on oublie, trop volontiers ce me semble, qu'une *dent malade, cariée*, est un organe blessé faisant partie intégrante de l'économie, et que de ce fait, comme toutes les autres régions, elle ne doit pas être qu'un « trou à boucher » et partant de là relever exclusivement d'un caustique quelconque ou d'un antiseptique, produits plus ou moins agressifs destinés à calmer la douleur ou à détruire le microbe et qui ne font quelquefois qu'exaspérer la souffrance et compromettre la vitalité de l'organe dentaire — ce qui fait souvent dire que le remède est pire que le mal — je n'en veux pour preuve que les individus qui vont confier leur *odontalgie* aux pharmaciens. plus ceux-ci leur remplissent les dents d'onguents, plus la douleur augmente. vous avez dû maintes fois vous rendre compte de ce fait par les confidences de vos patients.

Ceci prouve que la *dent malade* doit être traitée comme toute autre région du corps en tenant compte du milieu où elle se trouve, de l'âge du sujet, de son tempérament, de son état général au moment de votre intervention.

L'expérience nous a maintes fois démontré que chaque nature de Carie a son traitement propre ; qui vous dit que si l'on employait toujours judicieusement l'agent qui convient à chaque cas, les dents ne résisteraient pas plus longtemps, lorsqu'elles ont été obturées ?

Nous devons toujours avoir présent à la mémoire qu'il n'y a pas que la *flore microbienne* à combattre dans une carie, c'est évidemment un facteur non négligeable, mais il y a aussi la *dentine* qui souffre, qui s'enflamme, qui s'hyperesthésie, qui vit en un mot ; il y a aussi la pulpe, le cément, le ligament, tous éléments qui constituent l'organe dentaire et qui établissent un contact direct avec l'organisme, et avec lesquels il faut compter, car ils sont solidaires, et ce, à tel point, qu'il nous faut également agir par *opposition* en faisant pénétrer, soit par la voie endermique, soit par la voie stomacale des agents médicamenteux capables d'aller porter par l'intermédiaire du torrent circulatoire une amélioration dans l'état de l'organe dentaire, je passe sous silence les applications dans son voisinage que vous connaissez d'ailleurs.

Or, méconnaître le rôle de ces interventions c'est vivre dans l'ignorance de la *valeur thérapeutique* et dénier à l'homme de l'art le droit au savoir qui doit faire de lui un véritable *médecin des dents* et non un vulgaire *charlatan* dont la *main* seule, à défaut du *cerveau*, fait office de guérisseur et de lui, un *localiste* sans plus, si je puis dire ainsi.

Après cela, étonnez-vous que certains praticiens se trouvent impuissants à soulager presque sur-le-champ, une violente *odontite*, une phelgmasie bucco-dentaire quelconque et cependant..., c'est ce qu'attendent d'eux les malades qui s'y adressent. Ils doivent d'ailleurs les supposer capables puisqu'ils exercent sous la *garantie d'un diplôme !?...*

Si la science du diagnostic doit présider à l'application des pansements, il en est de même lorsqu'il s'agit d'employer une matière obturatrice. N'oublions pas que l'esthétique ne doit pas céder le pas à l'engouement. L'or ne doit pas être employé à tort et à travers, les émaux, les amalgames, les ciments, la gutta ont chacun leur indication précise ; l'éclectisme doit présider au choix et là surtout, c'est l'expérience, la pratique qui nous peuvent guider.

Nous sommes à une époque de snobisme où les malades jouent le rôle de Panurge en tout et pour tout ; en ce moment l'engouement est au *bridge*. Or, pour sacrifier à ce travail je trouve que l'*odontalgiste* de *conservateur* qu'il devrait être est passé au rôle de « sacrificateur ». En effet, la dévitalisation pulpaire, le décorticage adamantin sont procédés courants, alors qu'à mon avis, le traitement conservateur de la pulpe, le respect des tissus devraient être l'objectif du jeune praticien.

Je sais bien que l'art de « remplacer » est plus lucratif. Mais doit-on toujours envisager le côté mercantile ? Doit-on toujours subir et accéder aux volontés de ses malades ?

Pour moi, je résous ces deux questions par la négative, car nous devons nous refuser de nous prêter à entreprendre des travaux contraires à l'intérêt de nos malades, nous devons les défendre contre eux-mêmes, contre leur ignorance.

C'est par des procédés de cette nature que nous

éléverons notre corporation, aux dépens de notre bourse peut-être ; qui sait cependant, si nous n'en serons pas récompensés ? Car il y a des malades intelligents qui se rendent fort bien compte de la conscience de leur chirurgien, et puis, d'ailleurs, est-ce que notre satisfaction personnelle ne doit pas nous suffire ? Du reste lorsque j'ai affaire à des malades *struggle for life*, c'est-à-dire n'appréciant pas les bons procédés, je commence par leur démontrer qu'ils sont dans l'erreur et ensuite, je ne fais rien pour les retenir.

L'odontalgiste doit donc faire *œuvre médicale*, je sais d'ailleurs à ce sujet que quelques jeunes confrères s'appesantissent dans les relations de cause à effet, j'en suis très heureux tant pour leur bon renom que pour celui de la corporation tout entière. Vous me direz que les exigences de la clientèle ne permettent pas toujours de s'attarder sur les cas de pratique journalière. C'est grand dommage pour notre ascension scientifique. Ce manque de temps justifie ce que je disais tout à l'heure, que le praticien est plutôt incité à faire œuvre d'artisan que médicale, il en est même qui se font suppléer par des *aides* dans presque tous les cas de pratique, c'est la négation de la personnalité dans tout ce qu'elle a de plus absolu, c'est la faillite de la science, de l'expérience, en un mot c'est nier la valeur personnelle, la compétence acquise au cours d'une longue pratique, c'est mettre sur le même pied et l'élève et le maître. C'est aussi faire bon

marché de la santé de ses malades. *Là, une ré-
forme s'impose.*

L'odontalgiste a aujourd'hui à sa disposition différentes méthodes pour traiter les affections tant
dentaires que para-dentaires, il devra donc à notre
avis user, abuser même de tous les moyens mis à
sa disposition par de savants confrères chercheurs
infatigables, avant de sacrifier des organes dans
quelque état qu'ils se trouvent, plutôt que de leur
substituer *ipso facto* un appareil de prothèse.

L'odontalgiste doit être moins chirurgien que
thérapeute.

Dans le cours de cet ouvrage on trouvera un
exposé aussi concis que possible sur les divers agents
thérapeutiques et sur les nouvelles méthodes mises
à contribution dans le traitement de la *plaie dentaire.*

Ch.-L. Quincerot.

AVANT-PROPOS

Bien qu'exclusivement consacrée à la science *Odonthérapique*, c'est-à-dire au traitement spécial des si multiples *affections des dents*, cette quatrième édition revue et augmentée de notre manuel, contient également, à l'instar des précédentes, des données sur les agents thérapeutiques appliqués à la cure des divers états morbides des régions *gingivo-buccales* ainsi qu'un résumé sur les *anesthésiques* généraux et locaux mis à contribution dans la pratique journalière des opérations de chirurgie dentaire. Un *appendice* consacré à l'exposé de quelques procédés nouveaux ou traitements originaux et un *formulaire dentaire* sont annexés à cet ouvrage.

En condensant dans ce manuel les connaissances acquises tant dans notre longue pratique que quelques opinions émises par des cliniciens de valeur au cours des derniers congrès ou réunions scientifiques, nous avons pensé offrir au *praticien* le moyen de se rémémorer et à *l'élève* l'initiation.

UN DOCUMENT

A l'appui de la loi de 1892 réglementant l'exercice de la médecine en France et concernant MM. les chirurgiens-dentistes.

*
* *

Paris, le 24 février 1913.

*Le Procureur de la République
à M. le Président de l'Union fédérale dentaire
nationale* [1]

En réponse à votre lettre du 8 février 1913, par laquelle vous me signalez les inconvénients que pourrait avoir, pour l'exercice de la profession de chirurgien-dentiste, l'application littérale de ma circulaire relative à la vente, à l'achat et à l'emploi des substances vénéneuses, je m'empresse de vous

---

1. *L'Union fédérale* vient tout récemment (octobre 1913) de fusionner avec la *Fédération Dentaire Nationale* qui reste seule en titre, étant de fondation plus ancienne elle était d'ailleurs qualifiée pour cela.

informer que, malgré les termes de l'ordonnance du 29 octobre 1846 (art. 5), qui ne fait pas mention des dentistes parmi les praticiens auxquels les pharmaciens peuvent délivrer des substances vénéneuses, j'estime, comme vous, en me basant sur les articles 2 et 32 de la loi du 30 novembre 1892, réglementant l'exercice de l'Art dentaire, que les chirurgiens-dentistes, munis du diplôme de docteur en médecine ou de celui de chirurgien-dentiste, doivent être assimilés aux médecins, chirurgiens et officiers de santé, en ce qui touche la délivrance des anesthésiques indispensables à l'exercice de leur profession.

J'ai donné les instructions nécessaires aux magistrats de mon parquet afin que le droit d'acquérir des substances vénéneuses et de les prescrire ne soit pas contesté aux chirurgiens-dentistes, à l'exception des dentistes qui n'exercent qu'à la faveur de la mesure transitoire de l'article 32 de la loi du 30 novembre 1892.

Le Procureur de la République,

Signé : E. LESCOUVÉ.

MANUEL

DE

THÉRAPEUTIQUE DENTAIRE SPÉCIALE

PREMIÈRE PARTIE

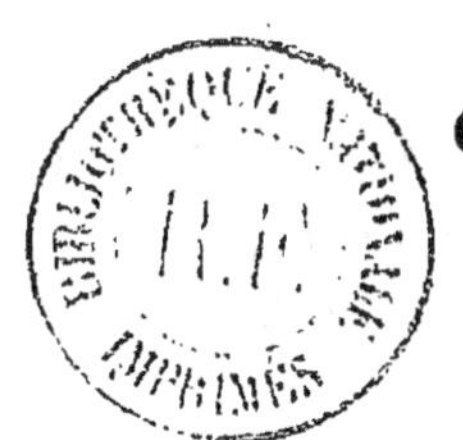

ODONTHÉRAPIE

En général, toute *carie* ou *plaie dentaire* doit avant d'être *obturée* relever de la thérapeutique. Exception faite pour quelques petites lésions ou cavités superficielles de l'émail, *on ne doit jamais obturer d'emblée,* c'est-à-dire à la première séance, quelque cavité que ce soit, même peu profonde (les puits de l'émail y compris, ceux-ci devant subir une désinfection préalable), car la plaie dentaire est presque toujours accompagnée de *dentinite* plus ou moins avérée, et d'une flore microbienne qui, en l'absence d'agents médicamenteux à pouvoir topique et antiseptique, seraient susceptibles à plus ou moins brève échéance de déterminer des infections

Quincerot   1

secondaires et par cela même de réagir d'une façon nocive sur les tissus pulpaires, partant de là, soit nécessiter une nouvelle intervention chirurgicale (désobturation, etc.), soit compromettre d'une façon irrémédiable la vitalité de l'organe dentaire, sans oublier toutefois que la carie dentaire, soit laissée à elle-même, soit mal soignée, peut être le facteur de repercussions morbides dans les tissus ou organes de voisinage.

Agir autrement serait faire *manœuvre d'empirique*, c'est-à-dire s'en remettre au hasard, et non faire *œuvre médicale* pour laquelle on a été préparé par de longues études afin de pouvoir dans la majorité des cas, en procédant *secundum artem*, avoir une certitude de succès.

D'ailleurs, avoir raison d'une *odontite* d'une *odontalgie*, n'est pas chose aussi simple qu'on est en droit de le supposer. En effet, il ne faut pas croire qu'en appliquant un topique quelconque dans la *cavité pathologique* [1] d'une *dent* provoquant de la douleur, cela suffise *a priori* pour faire disparaître le mal, *bien au contraire*, cela ne fait quelquefois que l'exacerber, l'amener à son paroxysme. C'est pourquoi il est absolument urgent pour le *chirurgien* d'être doublé d'un *thérapeute* très familiarisé avec la *pharmacopée* et d'avoir à sa portée une *pharmacie* bien composée, contenant un certain nombre de produits *dont on verra la description* dans le cours *de cet ouvrage*.

1. Carie dentaire.

THÉRAPEUTIQUE DE LA CARIE DENTAIRE

Somme toute, la thérapeutique de la carie dentaire proprement dite se résume à ceci : calmer la douleur, combattre l'infection, empêcher les récidives, restaurer les pertes de substance en respectant le plus possible l'esthétique, rendre à l'organe malade ses fonctions normales.

Aussi l'*art de panser les dents* est-il pour le *chirurgien-dentiste* le point le plus important, la partie la plus essentielle de son Art. Nous entendons par là, non pas la manière de placer une boulette de coton dans une cavité — ce qui n'est cependant pas à dédaigner — mais bien de savoir quel *topique* il doit appliquer dans tel cas et à tel degré de l'affection qu'il a en présence.

De plus, indépendamment du traitement de la *dent malade ou causale*, il y a celui des *tissus péridentaires* (gencive, alvéole) ; dans certains cas, l'un est solidaire de l'autre. En effet, il nous arrive souvent d'être obligé de s'adresser aux régions voisines afin d'obtenir un changement dans l'*état pathologique* d'une *affection dentaire* comme cela se présente pour la pulpite, la périodontite, les kystes, les exostoses, etc. Bref, les applications (agents chimiques, galvanocaustie, électricité, scarifications, massage, etc.) faites sur la gencive ou à travers les tissus, servent le plus souvent de dérivatif ou de résolutif. (Par contre le traitement d'une dent servira à lui seul, soit à améliorer, soit à vaincre certains états ganglionnaires, certaines affections des maxillaires [fluxions, abcès, fistules, kystes, odontomes, sinusites, ulcérations etc., certaines otites, ophtalmies, névralgies, etc.] comme on le voit la *thérapeutique dentaire* proprement dite offre un champ assez vaste d'interventions pour en faire l'*objet d'études tout à fait spéciales*.

Il va de soi que les *pansements locaux* sont faits par le *chirurgien dentiste* lui-même à l'aide des agents thérapeutiques *ad hoc* plus ou moins concentrés ; lorsqu'ils doivent être continués ou faits par les malades, il est important de les rendre aussi anodins que possible, c'est-à-dire que le praticien devra formuler ses prescriptions de façon à ne pas mettre entre les mains de personnes inexpérimentées des produits trop actifs, partant de là, dangereux tant au point de vue de la causticité que de la toxicité.

Nous venons de voir tout ce qui a trait au *traitement local* proprement dit. Mais, indépendamment de celui-ci, il se présentera des cas plus complexes où il faudra aussi que le *chirurgien-dentiste* inflige un *traitement général interne ou externe* pour avoir raison de certaines affections, notamment dans les cas de pulpite, de périostite aiguës où un purgatif sera de quelque utilité ; l'antipyrine, la quinine, l'aconitine concourront à soulager le malade dans les cas de névralgies ; le chloral, la morphine, l'opium sous forme de pilules d'extrait thébaïque à 0,05 serviront à procurer le sommeil dans les cas où cela sera obligatoire Le perchlorure de fer sous forme de sirop rendra de grands services dans l'anémie gingivale, ou prescrit pendant quelques jours avant d'opérer un anémique,

un hémophile, afin d'éviter de ces hémorrhagies incoercibles comme on en rencontre malheureusement
quelquefois. Il devra également avoir recours au
massage, à l'électrisation dans le cours de certaines
affections comme, par exemple, dans la constriction
des mâchoires. Il lui faudra aussi employer la belladone à l'intérieur pour combattre la sialorrhée.
Le salicylate de soude contre la sensibilité de l'é-
mail, l'hyperesthésie de la dentine. La strychnine,
le gelsémium, l'aconit même dans l'hyperesthésie
dentinaire auto-toxinique (de Nevrezé).

Il devra prescrire aussi des vomitifs dans les
cas où les dents pénétreront accidentellement dans
les voies aériennes, dans l'œsophage. Enfin il lui
faudra conseiller les toniques, lorsqu il se trouvera
en présence de certaines affections de la bouche,
prescrire l'antisepsie intestinale, comme dans le
noma (gangrène de la bouche) ou ordonner l'iodure
de potassium à l'intérieur, contre les exostoses, les
odontomes ; les frictions à l'onguent napolitain
dans les gommes de la langue, dans les cas de nécroses syphilitiques ; etc., etc., pratiquer la cautérisation ignée ; il lui faudra être familiarisé avec la
pratique des injections hypodermiques : avec l'administration des différents sérums, il devra connaître les manœuvres se rapportant à la traction
rythmée de la langue, etc., etc. Il devra savoir
manier les anesthésiques généraux et locaux, le
chloroforme, l'éther, le protoxyde d'azote, le chlorure
d'éthyle, la cocaïne pour lorsqu'il aura à insensibiliser.

Comme on vient de le voir par ce succinct aperçu,
l'art d'administrer les médicaments ainsi que les

manœuvres *médico-chirurgicales* proprement dites entrent pour une large part dans le bagage de l'*odonto-stomatologiste* actuel.

DIAGNOSTIC

Avant d'avoir recours à la thérapeutique, il importe tout d'abord d'établir le diagnostic ; pour ce faire, il suffit de jeter un coup d'œil observateur et de questionner adroitement le malade, ne pas craindre de le faire répéter, chercher même à le faire mettre en contradiction avec lui-même, puis remettre les choses au point.

C'est ainsi que, lorsqu'il s'agit d'une dent malade, il sera important de s'enquérir, lorsque l'œil n'aura pas décelé immédiatement la nature de l'affection, si le malade souffre du froid ou du chaud (pulpite) plus de l'un que de l'autre, si les douleurs le prennent à propos de rien, ou seulement lorsqu'il mange ou lorsqu'il est couché (pulpite, périostite), si la dent lui paraît plus longue (périostite), si la succion dans la cavité est douloureuse. Ceci établi, à l'aide de la sonde et du miroir, on explorera la cavité préalablement débarrassée des détritus qui l'obstruent généralement — une irrigation d'eau boriquée élevée à la température de la cavité buccale et projetée faiblement suffira. — Puis la percussion[1] de l'organe malade rendra également de grands services

---

1. La percussion dans le sens *vertical* sert à déceler les inflammations ligamentaires (périostite, périodontite).

Quant à la sensibilité à la percussion transversale elle serait un indice presque certain de pulpite (Roy).

afin de s'assurer si les membranes périostique et ligamentaire ne sont pas affectées, on entend par percussion l'action de frapper des petits coups secs avec le manche d'un petit instrument sur la couronne de la dent — le son ou la sensibilité serviront d'indices, la mobilité également. Il sera bon de s'assurer s'il y a des parcelles de *tartre* sous le liseré gingival, et, dans ce cas, les éliminer avant tout pansement.

Enfin, dans les cas difficiles, la projection d'eau très chaude ou très froide servira à élucider la question, car il ne faut pas l'oublier, il est des degrés de carie difficiles à établir à la première visite, soit du fait de la pusillanimité du malade, soit de celui de la cavité elle-même. Mais, d'une façon comme de l'autre, il est toujours possible d'apporter un peu de soulagement au patient, en un mot, pour établir un diagnostic certain, il faut se rendre compte des symptômes objectifs et questionner le malade.

PANSEMENTS

Les pansements dentaires se font à l'aide de topiques médicamenteux possédant des propriétés calmantes, excitantes, caustiques, antiseptiques, bactéricides.

Pour introduire ou porter les médicaments dans les cavités dentaires, on se sert d'ouate ou coton hydrophile, de fibres d'amiante.

Avant d'appliquer le pansement il faut, autant que possible, conformer le méat (rendre l'accès facile), préparer la cavité cariée, c'est-à-dire la débarrasser des débris alimentaires et des tissus désorganisés, puis laver cette cavité à l'aide de la seringue dentaire chargée d'eau contenant un antiseptique en faibles proportions ou simplement de l'eau chloroformée (voir au formulaire : irrigations).

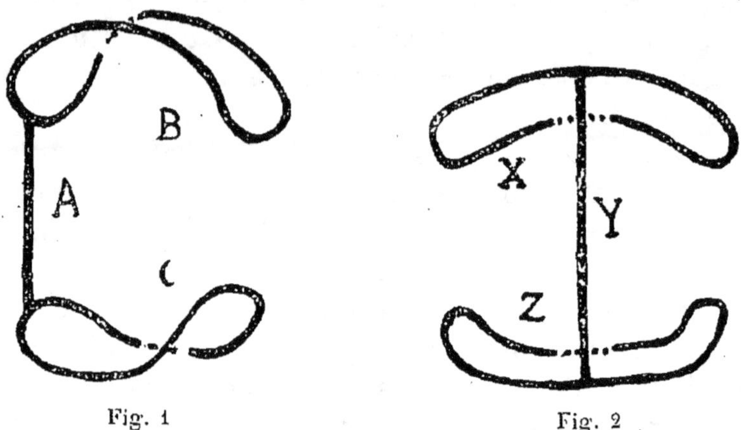

Fig. 1   Fig. 2

Isolateurs dentaires de Quincerot (1)
(MODÈLES DÉPOSÉS)

FIG. 1. — Pour prémolaires et molaires.
FIG. 2. — Pour dents antérieures.

Puis, afin d'éviter l'afflux de la salive vers le point où l'on doit appliquer le pansement ; pour être plus à l'aise, ou pour éviter d'en répandre sur les muqueuses, il sera bon de poser la digue de caoutchouc — chaque fois que faire se pourra — en cas d'impossibilité on entourera la ou les dents avec une petite serviette buccale ou dentaire maintenue soit avec les doigts soit avec un appareil *ad*

1. Ces petits appareils sont destinés à maintenir la bouche ouverte et à appliquer une petite serviette dentaire ou bandeaux de coton contre les dents sur lesquelles on opère.

hoc (*Isolateurs, spéculum buccal* etc.), des bourrelets d'ouate, etc. La pompe à salive sera également
de grande utilité lorsque l application du pansement
demandera un certain laps de temps non seulement
pour débarrasser de la salive ou des irrigations,
mais pour inciter le patient à maintenir la bouche
ouverte.

Bref, pour tout cela, il n'y a pas de règle générale, c'est au chirurgien de juger du meilleur moyen
à employer

Nous venons de voir qu'avant de placer le pansement, il fallait préparer la cavité, il ne restera plus
qu'à l'assécher à l'aide d'une boulette de coton imprégnée d'alcool absolu ou de chloroforme mentholé,
puis quelques insufflations d'air chaud précéderont
immédiatement l'application du pansement.

Avant d'aller plus loin, je tiens à dire deux mots
de l air chaud :

AÉROTHERMODONTHÉRAPIE

L'air chaud s'emploie, je dirai même doit s'employer à tous les degrés de la carie dentaire pour
pratiquer l'exérèse. Il sert également à faire pénétrer les agents médicamenteux dans la profondeur
des tissus, des canalicules de l'ivoire (notre confrère
Eilertsen a depuis plusieurs années construit de savants appareils *ad hoc*) (1).

I. On l'utilise à l'aide de la poire spéciale pour
assécher les cavités avant d'y introduire le panse

---

1. Pour ses plus récents appareils, consulter *l'Odontologie,*
30 août et 15 septembre 1912.

ment ou l'obturation, à la fusion des matières solides destinées à l'obturation des canaux radiculaires (paraffine, etc.) ;

2. Comme dessiccant dans les caries douloureuses du deuxième degré superficiel, c'est même un des meilleurs agents pour déshydrater la dentine (dans ces deux cas ne pas dépasser le degré de chaleur capable d'être supporté sur la main, dans le deuxième, élever si besoin est), la déshydratation trop absolue est susceptible de léser l'organe pulpaire ;

3. Dans les caries profondes, pour le traitement des canaux, insufflé à l'aide d'un appareil *ad hoc* (injecteur de Brasseur, de Paulme) *pour aider à la destruction des microorganismes* et *faciliter* soit *l'évaporation*, soit *l'absorption*, par les canalicules de l'ivoire, des agents thérapeutiques introduits ou à introduire dans les canaux.

En un mot, il n'y a pas de thérapeutique parfaite sans air chaud. — En 1880 nous l'employions déjà couramment à la clinique de l'école dentaire de Paris ou hôpital dentaire.

MÉDICATION ANTIPHLOGISTIQUE : FROID, RÉFRIGÉRATION

Par contre la glace pilée appliquée par alternatives de deux minutes en deux minutes afin de ne pas produire de congellation, s'emploie pour faire résoudre les inflammations ; appliquée sur la joue dans un petit sachet contre la fluxion dentaire pendant une demi-heure ou une heure comme il vient d'être dit, vaseliner quelque peu le derme avant l'application. (Voir formulaire : procédés de réfrigération, analgésiques.)

INDICATIONS THÉRAPEUTIQUES

Indications thérapeutiques préalables à tout traitement

MUQUEUSE GINGIVO-BUCCALE

En général, pour rendre plus active, plus efficace, l'action des topiques appliqués ou mis en contact avec les muqueuses de la cavité buccale, collutoires, gargarismes, il serait bon de faire (chaque fois que cela se pourra) rincer la bouche du malade avec la solution détergente ci-dessous ou passer un tampon d'ouate imprégné de cette solution sur le point d'application du topique.

Solution

Ammoniaque	1 gramme
Eau chloroformée	20 —
Eau bouillie	200 —
Essence de géranium ou d'anis. . .	V gouttes
M.	

Cette solution aurait non seulement l'avantage de débarrasser (avant l'examen) la bouche des corpuscules étrangers, mais encore de fluidifier la salive, d'éliminer le mucus salivaire qui adhère fortement sur les muqueuses sous forme de limon surtout dans les stomatites graves, bonne à employer également dans le cours de certaines pyrexies pour désempâter la bouche, la langue.

CAVITÉS DENTAIRES

Avant toutes choses, lorsqu'il s'agit de procéder au pansement d'une cavité dentaire pathologique, ou de toute autre opération sur les arcades dentaires, le chirurgien devra remettre à son malade un rince-bouche, contenant de l'eau bouillie ou filtrée (à laquelle il aura adjoint un peu d'acide borique préalablement dilué ou de peroxyde d'hydrogène, le tout additionné de quelques gouttes d'élixir dentifrice, afin d'en rendre la saveur aussi agréable que possible) élevée à la température normale, pour nettoyer la cavité buccale et les interstices dentaires des corpuscules étrangers qui peuvent s'y être arrêtés. Cette première phase accomplie, il faut, s'il y a lieu, débarrasser le contour de la Couronne dentaire des parcelles de tartre qui peuvent l'encercler surtout à son collet et dans la partie sous-gingivale, puis, à l'aide de la seringue à irrigations, projeter autour de la dent sur laquelle on opère ainsi que dans la cavité, le contenu d'une ou deux seringues d'une solution antiseptique (voir au formulaire), celle-ci sera élevée à la température normale du milieu buccal et projetée avec modération afin de ne produire aucune impression fâcheuse au patient. Cependant, pour établir le diagnostic, dans certains cas, c'est-à-dire en l'absence de renseignements suffisants de la part du malade, il y aura lieu d'enfreindre cette règle et de faire des irrigations d'une température plus élevée ou plus basse alternativement afin de se rendre compte de l'état congestif de la pulpe.

PRÉPARATION DU MÉAT DE LA CAVITÉ

Il importe également de rendre l'accès de la cavité aussi accessible que possible afin de faciliter l'entrée et la sortie des pansements. Il faut cependant sacrifier le moins possible de tissus tant au point de vue de l'esthétique que de la solidité de la Couronne. C'est du reste le rôle du chirurgien d'être le plus respectueux possible envers l'émail de la dent, quitte à avoir un peu plus de peine pour procéder au pansement, à la condition toutefois que cela n'entrave pas la pénétration complète surtout lorsqu'il s'agit du pansement d'un 4ᵉ degré, de l'avulsion pulpaire (*Pulpectopie*).

Cette opération s'exécute soit à la fraise, soit au ciseau à émail ; cependant, lorsqu'on se trouve en présence d'une violente odontite, il est préférable de remettre cette opération à une séance ultérieure.

PRÉPARATION DE LA CAVITÉ PROPREMENT DITE

Egalement, avant l'application d'un pansement, il ne sera pas toujours bon de procéder à l'enlèvement complet des tissus désorganisés (quoique cela suffise dans certains cas à soulager immédiatement le malade), il sera préférable de n'éliminer que ce qui sera simplement soulevé ou détaché en partie, car autrement, la manœuvre opératoire serait susceptible de provoquer de la douleur (en arrachant les lamelles au lieu de les exciser) comme cela arrive dans les caries trop voisines de la pulpe. En effet, le lendemain ou le surlendemain du pansement, les couches sous-jacentes de dentine désorganisée rendues anhydres se soulèveront plus facilement par zones, par feuillets sous le tranchant de la rugine, et le curetage se fera alors sans provoquer la douleur qu'il eût très certainement déterminée si on les avait entamées d'emblée.

Dans les 4mes degrés, aux premières tentatives de pénétration dans les canaux, il faut se garder d'écouvillonner avant d'avoir passé un tire-nerf très fin, ou fait faire une légère succion ou aspiration par le malade (au sujet d'aspiration il existe une méthode due à notre confrère Filderman, quoique d'application un peu compliquée (appareils) elle semble devoir rendre de grands services à la thérapeutique des maladies des dents) surtout dans les canaux bourbeux où toute manœuvre brusque agirait comme le piston d'une seringue, et ferait fuser des produits septiques au delà de l'apex par le foramen radiculaire.

On rencontre également des dents douloureuses sans pour cela qu'il y ait la plus petite trace de carie, comme cela arrive pendant le cours d'une maladie, d'une diathèse infectieuse (auto-intoxication cachectique) résultant d'un métabolisme général, où le simple contact d'un corps dur avec l'émail fait tressaillir le malade. Alors là, il n'est plus question de cavité pathologique, c'est sur l'émail même qu'il faut appliquer le topique concurremment avec une médication interne, d'autres fois c'est le chaud, le froid (congestion de la pulpe) qui font mal sans trace de carie ; c'est encore la

dent en général qui est douloureuse, voir au simple contact de la langue (affections du périoste radi-
culo-dentaire ou péri-cément) sous l'effet d'une
entité morbide, d'une diathèse, d'un choc thermique (introduction de substances trop chaudes ou
trop froides dans la cavité buccale), d'un choc trau-
matique violent, produit par l'écrasement inattendu
pendant la mastication de petits os, de plombs de
chasse, mêlés accidentellement au bol alimentaire ;
la trituration, le broiement intempestif de corps
durs : noix, dragées, section brusque d'un bout de
cigare, etc., dans ce cas c'est à la gencive qu'il faut
faire subir un traitement sans préjudice bien entendu d'une médication interne, car, aucune phlegmasie dentaire ne saurait résister à un traitement
local et général bien institués, c'est-à-dire à une
thérapeutique synthétique.

DU PANSEMENT DENTAIRE

Les pansements dentaires ne doivent pas s'exécuter aussi bénévolement qu'on serait en droit de
le supposer surtout dans les caries des 3° et 4° degrés où les exsudats pulpaires et le contenu des
canaux jouent le principal rôle. C'est surtout dans
ces deux cas que les produits pathogènes devraient
presque toujours être soumis à l'analyse afin d'employer des agents synthétiques en rapport avec
chaque espèce de désordre, ceci, afin d'éviter d'introduire un médicament inapproprié dont l'effet
serait soit d'entraver ou de retarder la marche vers
la guérison. C'est aussi à ce moment qu'il ne sera

pas négligeable de tenir compte de l'état général du sujet au point de vue santé, tenir compte des diathèses s'il est sous leur influence et l'effet surtout des médicaments qu'il absorbe pour les combattre, car il ne faut pas oublier que les agents thérapeutiques ingérés (saturnisme par exemple) sont capables de se combiner avec les produits de la décomposition qui sont d'ordinaire, indépendamment des micro-organismes, de l'eau, de l'azote, de l'ammoniaque, de l'hydrogène carboné, sulfuré, des acides carboniques, etc. Voilà les principaux facteurs qui devront entrer en ligne de compte dans le choix de l'agent thérapeutique que doit faire le praticien, si ce choix a été conçu de façon judicieuse, le traitement en sera d'autant plus rapide ; mais en aucune façon on ne doit introduire un médicament dans les canaux d'une dent avant que ceux-ci aient été nettoyés, écouvillonnés et lavés avec des produits détergents ; en laissant le moins possible de produits de la putréfaction au contact du médicament, on arrivera à avoir plus facilement raison du processus malgré la vitalité, le plus ou moins de résistance du milieu saprogène. Dans les cas infectieux il ne faut pas oublier que les agents les plus fugaces sont ceux qui dégagent, qui abandonnent le plus d'oxygène. Dans le cours de notre manuel nous en verrons beaucoup ayant ce pouvoir, c'est parmi eux qu'il appartient de déceler celui qui doit s'approprier le mieux à chaque cas particulier. Voilà pourquoi le chirurgien-dentiste ne doit pas être seulement technicien, clinicien, mais être encore un peu médecin, un peu chimiste.

TECHNIQUE DU PANSEMENT DENTAIRE

Avant toutes choses faire précéder l'application du pansement d'un essuyage de la cavité avec une boulette de coton imbibée d'alcool chaud (Voir pansements chauds), froid dans certains cas.

Les pansements des cavités dentaires sont de trois ordres :

A. Pansements médicamenteux amovibles ;

B. Pansements *a) Athermiques simples* [1].
inamovibles : *b) Athermiques médicamenteux.*

C. Pansements expectatifs ou provisoires.

A. — *Pansements médicamenteux amovibles.*

1. Dans les caries non pénétrantes ils se composent généralement de deux boulettes d'ouate ; la première est imprégnée du médicament actif, la seconde d'une teinture résineuse : benjoin, myrrhe, gomme laque, de collodion ou de stérésol, quelquefois même de gutta-percha préparée ou en dissolution (chloro-percha).

2. Lorsqu'il s'agit des caries pénétrantes, c'est-à-dire du traitement des canaux radiculaires, les médicaments actifs y sont portés à l'aide de mèches d'ouate enroulée sur la soude que l'on doit autant que possible ne pas introduire *baveuses*, afin d'éviter la fusion des liquides à travers le foramen radiculaire, à moins d'indications spéciales.

1. Produits isolants mettant l'organe dentaire central (pulpe) à l'abri des variations de température.

Manière de procéder aux pansements

CAVITÉS CORONAIRES

1. (*a* tampon actif.) On place au fond de la cavité le médicament actif soit à l'état naturel (cristallisé), soit à l'aide d'une petite boulette d'ouate s'il est fluide ou sous forme de pâte.

(*b* tampon occlusif). On recouvre cette première boulette d'une seconde plus volumineuse, c'est-à-dire capable de fermer complètement le méat de la cavité afin d'empêcher le médicament actif de s'évaporer ou de fuser au dehors tout en le protégeant contre le contact des liquides buccaux — dans certaines cavités à ouverture plus étroite que la capacité de la cavité, au lieu de forcer une forte boulette occlusive, il sera préférable d'en introduire deux, voire trois afin d'éviter une pression exagérée et de plus faciliter l'enlèvement du pansement lorsqu'on y procédera — du reste, il ne faut pas perdre de vue que la légèreté doit toujours présider à cette opération; condition *sine qua non* d'un bon résultat. *Si pendant l'application de la boulette occlusive sous l'effet d'une compression inopportune, une sensation de douleur se produit, il faut absolument retirer le pansement et le recommencer.*

CONDUITS RADICULAIRES OU CANAUX

2. Pour porter le médicament dans *le* ou *les* canaux radiculaires, on enroule autour d'une sonde *ad hoc* quelques filaments d'ouate, puis on maintient environ un centimètre et demi de coton enroulé (à partir du sommet de la sonde) entre le pouce et l'index et l'on passe rapidement dans la flamme ce qui dépasse de l'ouate, afin d'enlever l'effilochage, — on imprègne de médicament et on introduit dans le canal pour retirer la sonde et laisser la mèche on s'appuie sur une des parois du canal ; la mèche doit être du calibre voulu. C'est une opération qui offre quelques difficultés dans le début, mais qui s'acquiert en pratiquant. Cette mèche sera recouverte d'une boulette occlusive, comme il a été dit classe (*b*). Souvent même, entre la mèche et la boulette occlusive, il sera bon d'y intercaler une boulette d'ouate sèche non comprimée afin de laisser un peu d'espace, car s'il y a suintement dans le canal, l'absorption pourra mieux se faire, ou imprégnée très légèrement du même médicament que celui de la mèche suivant le cas. *L'indice de guérison se percevra par la disparution des odeurs méphitiques et la netteté de la mèche. Ne jamais obturer un 4° degré sans avoir comblé le ou les canaux.*

B. — *Pansements inamovibles.*

DÉFINITION. — SUBSTANCES ET MÉDICAMENTS APPROPRIÉS

a) Pansements athermiques simples.

Lorsqu'on aura à redouter les impressions thermiques d'une obturation sur la pulpe dentaire, une petite lamelle de pâte de Hill appliquée au fond de la cavité, c'est-à-dire interposée entre la matière obturatrice et la dentine qui recouvre la pulpe, rendra de réels services comme isolant (cette substance étant très mauvaise conductrice). La gutta empêchera les réactions du chaud et du froid d'influencer la pulpe.

Produits isolateurs ou substances non-conductrices destinés à recouvrir directement ou à protéger du contact extérieur la pâte médicamenteuse déposée sur la partie béante de la chambre pulpaire ou sur la pulpe dénudée et qui sont les suivants :

1. La Gutta dentaire ou pâte de Hill, de Gilbert, etc. [1].
2. Les lamelles de mica.
3. L'amiante (absestos felt-foil).
4. Le liège.
5. L'ivoire.
6. Les feuilles d'étain.
7. La calxine) ciments dentaires légers.
8. Le tempor)
(Voir chapitre oxyde de zinc).

b, Pansements athermiques médicamenteux.

Le traitement conservateur de la pulpe dentaire [2] (*thérapeutique pathogénique*) est en réalité une des opérations les plus délicates que le chirurgien-

---

1. La gutta pure est mauvaise conductrice des variations thermiques et de l'électricité.

2. Les praticiens actuels semblent à tort, à mon avis, délaisser un peu trop ce traitement qui demande des soins et de la patience pour celui plus rapide de la dévitalisation et de la momification. Est-ce un bien, est-ce un mal ? l'avenir nous l'apprendra.

dentiste soit appelé à exécuter, car elle offre beaucoup d'aléas. C'est encore, dans ce cas, à la thérapeutique que le praticien devra faire appel et opérer un choix judicieux.

Le traitement est en réalité de deux ordres : préventif et curatif.

A. *préventif* lorsque la pulpe n'a pas encore été découverte mais qu'elle n'est plus protégée que par une mince couche d'ivoire déjà contaminée par les microorganismes de la carie.

B. *curatif* lorsqu'elle est découverte en un point et que le coiffage a pour but de l'aider à se protéger elle-même en reformant des tissus nouveaux. Dans les deux cas, toute manœuvre conservatrice devra autant que faire se pourra. être précédée d'un traitement antiphlogistique et bactéricide.

Ce traitement s'appelle « coiffage », c'est en réalité l'apposition d'un corps isolateur et en même temps à action médicamenteuse sur un point quelconque de la papille dentaire dénudée, soit par la carie, soit accidentellement. Il va de soi que plus elle sera dans un état voisin de son intégrité anatomo-physiologique, les chances de succès seront plus grandes que si elle a déjà subi l'influence bactérienne de la carie, ou si elle a déjà eu à souffrir du processus inflammatoire, car alors il y aura à redouter le sphacèle consécutif (*rapide ou à échéance un peu plus éloignée*).

L'opération à faire est comparable au point de vue délicatesse et chances de réussite à une intervention intra-crânienne. Aussi, est-ce dans ce cas où il y a le plus à craindre la production de phénomènes morbides post-opératoires.

Le coiffage consiste non seulement à protéger, à isoler *la pulpe*, mais à l'inciter à reformer en quelque sorte la partie d'ivoire qui lui a été enlevée pathologiquement ou chirurgicalement, — c'est-à-dire, à lui permettre de secréter de la néo-dentine destinée à s'interposer entre elle et la substance protectrice et d'obturer ainsi le pertuis tout en lui permettant de se cicatriser, si sa surface a déjà subi un commencement de lésion — pour cela il est donc urgent de ne pas la comprimer sous la coiffe et de mettre en son contact des agents thérapeutiques ayant une action médicamenteuse exactement en rapport avec *l'état dans lequel elle se trouve au moment de l'opération.*

C'est ainsi qu'une coiffe doit être non conductrice des variations thermiques, non irritante, plastique tout en offrant suffisamment de résistance sous la pression. En tout cas elle devra prendre son point d'appui sur les parois de la cavité et offrir la forme d'une cupule, les substances médicamenteuses que l'on interposera entre elle et le point dénudé sous forme de *pâte légère* ayant tendance à la porosité, devront posséder des vertus calmantes, cicatrisantes et antiseptiques.

Nous utiliserons donc dans la formule de ces pâtes :

L'essence de girofle, la créosote de hêtre, l iodoforme, la morphine, la cocaïne et l'oxyde de zinc. — Classiques.

Le lacto-phosphate de chaux. — Bons résultats.

L'oxychlorure de zinc hydraté. — Irritant, emploi réservé.

L'oxysulfite de zinc. — Porosité, assez bonne substance.

Le charbon médicinal, le bitume de Judée.

On peut leur adjoindre d'autres substances de la classe des antiseptiques, calmants, cicatrisants, sédatifs, etc.

Le plâtre d'albâtre a été préconisé.

(Voir formulaire. Appendice).

Ces pâtes à coiffer peuvent également s'appliquer avec quelques chances de succès, sur la section des filets radiculo-pulpaires, aussitôt après l'amputation de la grosse portion ou tête de la pulpe dentaire (pulpotomie) [1]. Une fois le coiffage opéré, on peut selon le cas obturer d'emblée ou faire une obturation provisoire.

(Toujours interposer entre la pâte et la matière obturatrice provisoire quelle qu'elle soit une lamelle d'étain en feuille afin d'isoler, d'établir une démarcation et d'éviter l'adhérence lorsqu'on voudra retirer le tampon ou l'obturation).

1. *Pulpotomie* : au point de vue éthymologique signifie *couper, réséquer, amputer* de sa grosse portion ou tête la pulpe dentaire (partie coronaire). V. *Encyclopédie dentaire* de Quincerot.

Pulpectopie : signifie *arracher, mettre dehors* et s'applique à l'opération qui consiste à *avulser, extirper,* la pulpe dentaire en to alité (pulpectopie, sans épithète) ; lorsqu'il s'agit des filets radiculo-pulpaires seulement (pulpectopie radiculaire).

N. B. — Nous prions les lecteurs de bien retenir ces définitions que l'on rencontrera souvent au cours de cet ouvrage, — elles doivent se substituer à la dénomination *pulpectomie* employée à tort jusqu'ici, par différents auteurs.

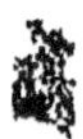

C. — *Pansements curatifs et expectatifs à l'aide de la gutta dentaire*

Cette sorte de pansement se fait à l'aide de la gutta-percha thérapeutique, c'est-à-dire préparée pour l'usage dentaire (Voir au formulaire).

(*a*) Pansement curatif [1] ;

(*b*) Pansement expectatif ou provisoire.

— (*a*) Lorsqu'une cavité du premier ou du deuxième degré est très douloureuse, qu'il est impossible de ruginer, de fraiser, on pourra appliquer de la gutta dentaire (pâte de Hill) simple ou à laquelle on aura incorporé un peu de nitrate d'argent, ou tout autre médicament approprié au cas, puis on laissera le tout pendant une quinzaine de jours, un mois et plus si on le juge nécessaire.

b) **Avant de se risquer à l'obturation définitive**

Lorsqu'on a procédé à un traitement dentaire quelconque, et qu'on redoute une récidive, il sera bon de faire un pansement obturateur provisoire à l'aide de la gutta dentaire ou de calxine surtout dans les cas de pulpotomie, soit lorsqu'on aura laissé une pâte destinée à agir sur la pulpe ou nerf de la dent, ou bien obturé les canaux — et de remettre le patient *sine die*. — Il en sera de même lorsque le malade sera obligé d'interrompre son traitement.

Si la *gutta dentaire* s'emploie comme *obturation*

---

1. Voir oxyde de zinc.

provisoire [1], c'est-à-dire d'expectative, d'épreuve, d'observation, elle peut également s'employer comme *obturation définitive* [2] dans certaines cavités interstitielles, elle rendra quelquefois même de meilleurs services que tout autre matière. En un mot, partout où la pression résultant de la mastication ne peut pas se faire trop sentir, elle trouvera son emploi comme obturation définitive. Pour la rendre plus dense on peut lui incorporer de la poudre d'étain, etc.

La *gutta percha dentaire* se ramollit à l'aide de la flamme ou d'un petit réchaud spécial jusqu'à ce qu'elle devienne plastique, puis s'introduit dans la cavité (préalablement asséchée ou badigeonnée de chloroforme pur) avec des fouloirs *ad hoc*, ensuite on passe une boulette d'ouate saturée de chloroforme pour aider à la plasticité et à l'étanchéité, puis l'on ébarbe à l'aide d'une spatule chauffée s'il y a lieu.

Les ciments temporaires « calxine » et « tempor » trouvent leur emploi lorsqu'il s'agit d'obturer sans déterminer de pression, tout en offrant une résistance à la compression, avantages que l'on n'obtient pas toujours avec la gutta. Ils sont faciles à retirer.

1. La gutta dentaire est composée avec l'*Isonandra gutta*, arbre originaire de Malaisie, c'est une substance jaune noirâtre, sorte de gomme résine solide à la température normale, se ramollissant à la chaleur. La benzine, la sulfure de carbone, le chloroforme, la dissolvent. Insoluble dans l'eau et l'alcool, pour l'usage dentaire on lui incorpore par trituration en mortier chaud, 5 à 7 parties d'oxyde de zinc pour *une* de gutta.

2. Celle que l'on emploie comme obturation définitive, pourra contenir en plus de l'oxyde de zinc de la silice porphyrisée. Ces gouttas se trouvent toutes préparées dans les dépôts dentaires.

DEUXIÈME PARTIE

SÉMÉIOLOGIE DE LA CARIE DENTAIRE

Tableau synoptique des stades ou degrés de la carie dentaire

Au point de vue pathologique une division a été adoptée par la clinique pour la thérapeutique de la carie ou plaie dentaire.

On la divise en *quatre degrés*. Ceux-ci se subdivisent également selon que la carie se trouve plus ou moins profonde, plus ou moins rapprochée de la pulpe ou bien que le processus morbide est passé d'une phase bénigne localisée à un état pathogène envahissant nettement déterminé dans le même ordre chronologique.

Comme cela a lieu dans les *troisième* et *quatrième degrés*.

1ᵉʳ Degré

1ᵉʳ DEGRÉ
Carie
de l'émail

Superficiel : Taches.

Acquis : Pénétration dans l'étendue de l'émail limitée à la couche sous-jacente de dentine ou ivoire. — Le froid peut exceptionnellement se faire remarquer.

2ᵉ Degré

2ᵉ DEGRÉ
Carie
de l'émail
et de la
dentine
ou ivoire

Superficiel : Destruction de l'émail et atteinte de la partie immédiate de dentine sous-jacente. — Avec ou sans hyperesthésie.

Acquis : C'est-à-dire s'étendant jusqu'au voisinage de la pulpe mais laissant au-dessus de celle-ci du tissu encore peu contaminé et assez résistant.

Très profond : C'est-à-dire que le tissu qui recouvre la pulpe n'a plus qu'une épaisseur relative et est nettement contaminé — avec ou sans pulpite. — Avec ou sans dentinite.

Le froid, les liquides acides ou sucrés se font quelque peu sentir.

3e Degré

Complications :

3° DEGRÉ *Destruction de l'émail, de la dentine, avec perforation pathologique de la chambre pulpaire* [1]. — *Invasion microbienne.* — *Pulpe infectée.*

a) Perforation de la chambre ou mise à découvert de la pulpe. Pulpe saine. — Avec ou sans hémorragie, peu ou pas de sensibilité. Le froid se fait sentir.

b) Pulpite subaiguë — pulpe congestionnée — symptômes fugaces [2]. — Sensibilité aux contacts extérieurs. Le froid et le chaud font mal, plus le chaud.

c) Pulpite aiguë — pulpe inflammée — hypertrophiée — exulcération — transsudation pathologique. — Le chaud ravive la douleur — il peut y avoir en même temps de la périodontite avec accompagnement des symptômes particuliers à cette dernière affection. Répercussion ganglionnaire.

d) Pulpite chronique. — La pulpe peut faire hernie hors sa cavité ou s'atrophier, le tartre obstrue en partie le pertuis. — Sanguinolence — ulcération — période d'indolence, avec ou sans complications sérieuses du côté du périoste alvéolo dentaire (période d'état).

1. Il peut arriver qu'accidentellement, lorsqu'on opère au 2e degré très profond de créer immédiatement un 3e degré dit : artificiel, alors dans ce cas il faut pratiquer l'antisepsie et procéder au coiffage.

2. A ce degré la conservation de l'organe peut se tenter avec quelque chance de succès — faire saigner un peu pour décongestionner — irriguer avec des solutions contenant des antiseptiques non caustiques. Autant que possible faire précéder le coiffage d'un pansement calmant, observer l'asepsie la plus rigoureuse pendant les manœuvres opératoires. Selon le cas on pourra éviter la saignée en plaçant un pansement calmant et en faisant de la révulsion énergique du côté de la gencive et en faisant intervenir un hypercrinique quelconque (eau de Janos, Montmirail, etc).

4ᵉ Degré

Complications :

4° DEGRÉ *Carie ayant parcouru les phases des degrés précédents. Les microbes pathogènes ayant accompli leur œuvre. La pulpe est atteinte de sphacèle ou à l'état cadavérique. Le ligament est intéressé.*

a) La chambre pulpaire est vide ou remplie de débris hétérogènes, de tartre. La dent n'a pas encore changé de couleur.

La sonde ne provoque pas de douleur et l'odeur *sui generis* est presque nulle; la percussion ne provoque pas de sensibilité. Le chaud et le froid ne sont pas perceptibles.

b) La chambre pulpaire ou les canaux sont remplis d'un magma caséeux d'odeur fécaloïde caractéristique de la carie franche au 4° degré.

La percussion de la dent provoque un peu de sensibilité, la dent semble plus longue. — La succion provoque de la douleur et fait saigner. — La gencive peut, dans certains cas, bourgeonner dans la cavité (selon que le méat se trouve rapproché du collet ou qu'une perforation par destruction des tissus s'est établie sur l'une quelconque des faces de la couronne dentaire).

Complications :

4° DEGRÉ
(Suite)
*Avec exten-
sion
du processus
morbide
aux tissus
péri-
dentaires
.auto-
infection.*

c) Cavité comme ci-des-
sus, avec en plus un
suintement sanieux qui
vient sourdre à l'ori-
fice des canaux.
La coloration de la dent
est modifiée (teinte
morte ou ardoisée).

La succion et la per-
cussion sont fort dou-
loureuses, la pres-
sion digitale sur la
gencive au niveau de
l'apex radiculaire dé-
termine de la dou-
leur. La gencive est
rouge. — La dent
semble plus longue,
caoutchoutée. (Cas
des complications
périostiques : Exos-
toses, kystes). Etat
ganglionnaire.

d) Comme
précédemment.

La dent est sensible au
contact le plus lé-
ger, voire à la langue,
à l'occlusion, etc. —
La région gingivale
est œdématiée, l'a-
déno-phlegmon est à
craindre — ou bien
encore, c'est un ab-
cès en voie de forma-
tion — un stade peut
s'établir, tout peut
se terminer par ré-
solution.

e) Comme
précédemment.

L'abcès a abouti, tout
est rentré dans l'or-
dre — ou bien du pus
sort au collet ou la
gencive, la voûte pa-
latine, le sinus ou le
plancher de la bou-
che, offrent, en un
endroit quelconque,
un point fistuleux.

f) Comme
précédemment.

La nécrose alvéolaire
a fait son apparition.

g) Comme
précédemment.

Un séquestre alvéo-
laire s'est établi, etc.

En un mot une carie dentaire au quatrième degré offre un grand nombre de subdivisions que l'on rencontre à chaque instant dans la pratique. Le traitement de chacun de ces degrés doit se ramener au même cas à peu de chose près au point de vue chirurgical, c'est-à-dire enlèvement des tissus contaminés, curetage, forage, écouvillonnage, drainage de la cavité, élargissement des canaux si besoin.

La thérapeutique seule demande selon le cas un choix judicieux car, tel agent sera bon dans un cas, mauvais dans l'autre, c'est au praticien qu'il appartient de discerner parmi les nombreux médicaments que nous offre la pharmacopée, celui qui sera le plus propre à ramener le plus rapidement la santé dans l'organe malade.

En effet, non seulement il convient de tenir compte de la nature de la lésion dentaire, mais aussi de l'état général du malade au moment de l'intervention : grossesse ; diabète, syphilis, tuberculose, etc. C'est là que l'opportunité doit présider au choix du médicament.

Somme toute, une thérapeutique judicieuse doit non seulement concourir à faire rentrer dans l'ordre les phénomènes morbides provoqués par la dent causale, mais encore mettre celle-ci pendant un certain laps de temps (*selon l'état où elle se trouvait au moment de l'intervention*) si ce n'est pour toujours à l'abri d'une récidive. Telle est la raison d'être de la méthode conservatrice, qui doit envers et contre tous, être l'objectif d'un bon praticien, soucieux avant tout de la santé de ses malades.

TROISIÈME PARTIE

MATIÈRE MÉDICALE APPLIQUÉE

Acide arsénieux (ASO³)

TOXIQUE ET CAUSTIQUE EXCESSIVEMENT VIOLENTS
(Classe des oxacides.)

L'acide arsénieux est appelé indifféremment oxyde blanc d'arsenic, mort-aux-rats, pâte à tuer le nerf, etc.

L'acide arsénieux porphyrisé est une poudre blanche, sans odeur, d'une saveur légèrement acide, soluble dans beaucoup d'eau, l'alcool, les huiles essentielles. En chirurgie dentaire, son usage est très limité. Aujourd'hui même son emploi tend de plus en plus à se restreindre en raison de l'introduction de la formaldéhyde dans la pharmacopée dentaire et de l'anesthésie pulpaire directe, par compression.

On ne l'emploie que pour dévitaliser la pulpe ou nerf dentaire ; quelques odontologistes l'indiquaient pour émousser la sensibilité de l'ivoire dans les caries du deuxième degré ; mais depuis, on a reconnu que, dans ce cas, son application devenait excessivement dangereuse pour la pulpe dentaire et pouvait en déterminer la mortification, surtout lorsqu'on est dans son voisinage et qu'on opère sur les dents de jeunes sujets dont les tissus sont plus mous, plus spongieux et, par conséquent, plus propres à l'absorption que les tissus dentaires de l'adulte.

Fût-on assez loin du nerf, le caustique fusant à travers les canalicules de l'ivoire porterait toujours tôt ou tard préjudice à la pulpe dentaire, c'est-à-dire que si l'effet ne s'en faisait pas sentir immédiatement, la mortification n'en serait pas moins à redouter dans un laps de temps plus ou moins éloigné ; quelquefois même l'abcès alvéolaire en serait la résultante fatale — l'acide arsénieux n'a aucune action sur la substance adamantine de la dent par contre en contact avec la gencive il pourrait la mortifier ainsi que la portion alvéolaire sous-jacente — s'il fusait au delà du foramen radiculaire il serait susceptible également non seulement de provoquer une violente périodontite mais de déterminer de la nécrose alvéolaire.

L'acide arsénieux utilisé pour faciliter la *pulpectopie* [1] peut s'employer seul, c'est-à-dire à l'état pulvérulent, mais on l'associe généralement à l'acétate ou au chlorhydrate de morphine, parce qu'en combinant les propriétés calmantes de la morphine avec les effets caustiques et congestionnants que produit l'arsenic sur la pulpe, on atténue, on annihile même tout à fait la douleur qu'il peut provoquer pendant qu'il agit.

---

1. *Pulpectopie* signifie étymologiquement : arracher, retrancher la pulpe complètement avec ses filets.

Pulpotomie : ablation, résection de la grosse portion ou tête de la pulpe seulement (*terminologie à retenir*).

Néanmoins, chez certains sujets, son action passe inaperçue, tandis que chez d'autres elle est très douloureuse pendant quelque temps trois ou quatre heures et plus.

Les premiers symptômes se déclarent généralement une demi-heure à une heure après l'application. Mais comme je le disais précédemment le phénomène douleur est inconstant d'un sujet à un autre et cela malgré les correctifs.

Certains praticiens (Poinsot) ont encore proposé, pour obvier à cet inconvénient, de laisser séjourner quelques minutes dans la cavité cariée une boulette de coton imprégnée d'acide phénique, et de la remplacer, aussitôt retirée, par le pansement d'arsenic.

Voici une *formule* très usuelle à l'aide de laquelle on a toujours son caustique préparé et dosé :

♃ Acide arsénieux	2 grammes
Chlorhydrate de morphine ou cocaïne.	1 —
Créosote de hêtre.	Q. S. p. pâte

(Notre confrère Oubreric préconise une formule plus stable : mélanger áá en volume ASO³, cocaïne, ZNO et eugénol Q.S. pour pâte assez dure, à porter sur boulette de coton.)

Quelques chirurgiens-dentistes mélangent l'acide arsénieux et le chlorhydrate de morphine, de cocaïne en parties égales, d'autres remplacent la créosote par l'acide phénique, la glycérine, et ajoutent à la formule 2 gouttes d'une solution d'adrénaline à 1/1000. Il n'y a pas de règle générale ; c'est à soi, après expérimentation, de juger du meilleur procédé.

Modus faciendi. — Lorsqu'on se trouve en présence d'une *carie du troisième degré* et qu'il est obligatoire de *dévitaliser la pulpe dentaire* on trempera une *petite* boulette de coton dans le mélange arsenical et on l'appliquera avec beaucoup de précautions juste sur la partie de la pulpe qui se trouve mise à nu (plus la pulpe sera découverte, moins sera forte la douleur que l'on observe quelque temps après l'application de l'acide arsénieux), puis on recouvrira le pansement d'une seconde boulette de coton plus grosse que la précédente, afin de bien maintenir en place.

Nota. — Il va de soi que cette dernière boulette de coton qui doit jouer le rôle de *tampon occlusif* doit être préalablement imprégnée d'une teinture résineuse quelconque ou de collodion ce qui est préférable — cependant une obturation à la gutta dentaire ou à la calxine, offrirait plus de sécurité en l'occurrence — on devra avoir toujours présent à la mémoire qu'il ne faut pas tasser fortement le revêtement protecteur afin de ne pas comprimer l'organe pulpaire déjà sensible et aussi pour éviter de faire fuser du *caustique* entre les bords de la dent et le tampon occlusif, car il ne manquerait pas de produire de graves désordres sur les muqueuses s'il s'y trouvait en contact.

D'autre part il y a le procédé dit du *bouchon* (Magitot) qui consiste à retourner sens dessus dessous le flacon afin de faire tomber des fragments du caustique sur la surface du bouchon puis de redresser à demi le flacon et d'en retirer le dit bouchon très délicatement afin qu'il conserve du produit sur sa face interne, puis très légèrement prendre au bout de la précelle une très petite boulette de coton humidifiée d'acide phénique, de créosote ou d'eugénol, de la promener à la surface du bouchon afin qu'elle se charge de quelques parcelles du caustique, ce procédé facilite le dosage et peut être mis à contribution pour tous les médicaments que l'on doit employer avec circonspection.

Lorsqu'on a plusieurs dents qui nécessitent l'emploi de l'arsenic, il est préférable de n'appliquer le caustique que dans une seule par séance. S'il y a pulpite, il faut autant que possible la combattre avant d'appliquer le caustique. Quelquefois même faire saigner afin de décongestionner l'organe à dévitaliser. Cette manière d'opérer a l'avantage de faciliter son action et d'atténuer les douleurs, plus la pulpe est vivace, plus fortes seront les crises, par suite de la réaction inflammatoire qu'il aura provoquée. Une seconde application est quelquefois nécessaire pour vaincre la résistance pulpaire.

En général, si le pansement a été bien fait et surtout si tous les éléments se sont bien comportés d'eux-mêmes (caustique et pulpe), douze heures après on peut déjà retirer les tampons. Mais il est préférable de laisser le tout en place vingt-quatre heures au moins, — dépasser ce délai pourrait offrir des inconvénients — tout cela dépend évidemment des cas. J'ai vu des malades garder trois ou quatre jours des pansements de cette nature et cela sans qu'il y eût jamais quoi que ce soit. Mais enfin la prudence commande. Lorsqu'on retire l'ouate du pansement il faut toujours irriguer immédiatement la cavité ou faire rincer la bouche.

Quand on manipule ce puissant caustique, on

doit y apporter beaucoup d'attention (poser la digue, au besoin, ou le spéculum buccal), et surtout ne l'employer qu'à des doses infinitésimales, 1 milligramme est l'*ultima ratio*.

Antidotes. — En général, contre l'absorption des poisons chimiques, administrer la magnésie ou l'eau de chaux.

Sur les muqueuses appliquer le liniment oléocalcaire ou à défaut les mêmes produits que ci-dessus. Comme préventif on devrait toujours badigeonner de liniment la muqueuse autour de la dent qui doit recevoir le caustique.

Voir également page 234, chapitre : *Toxiques et antidotes ; idem* chapitre : Appendice, action de l'ASO^3 sur la pulpe, page 263.

Acide borique ($2BoO^3H^3$).

ANTISEPTIQUE FAIBLE, PEU TOXIQUE, NON CAUSTIQUE
NI IRRITANT, PLUTÔT ADOUCISSANT

Découvert par Homberg en 1702, existe dans la nature à l'état libre dans certains lacs de Toscane ou à l'état de borate de soude dans un grand nombre de lacs et de sources minérales. On peut l'obtenir en traitant le borate de soude par l'acide sulfurique.

L'acide borique se présente à nous sous l'aspect d'écailles blanches brillantes, nacrées, très légères, onctueuses au toucher, sans odeur, d'une saveur acidulée. Il est soluble dans 34 parties d'eau à 12°, dant 25 à 20° et 14 à 40°, plus dans l'eau bouillante. Dans 16 d'alcool à 90° et 5 de glycérine. Il colore la flamme de l'alcool en vert.

D'un usage très répandu aujourd'hui on l'emploie en lotions, en irrigations à des doses variant de 2 à 4 %. — En pommade, en collutoires. — La dose de 4 % n'est pas toujours capable de détruire les bactéries mais il en prévient le développement. — Bon dans toutes les inflammations de la bouche — les desquamations épithéliales, les ulcérations — les brûlures de la cavité buccale — excellent en irrigation dans les cavités dentaires pour les déterger — dans les alvéoles après l'avulsion des dents. Ses solutions doivent toujours être employées tièdes de préférence.

DOSE NORMALE

Acide borique.	100 grammes
Eau bouillante	1.000 —
M.	

L'eau n'en dissout d'ailleurs pas plus qu'elle n'en peut prendre, c'est-à-dire à saturation.

On fait entrer l'acide borique ou l'eau boriquée dans quantités de formules, collutoires ou gargarismes (V. au formulaire).

Acide chromique (CrO^3).

TOXIQUE VIOLENT. — CAUSTIQUE ET ESCHAROTIQUE PUISSANTS

L'acide chromique fut découvert par Vauquelin en 1797. Pour l'obtenir on décompose le bichromate de potasse par l'acide sulfurique.

Il cristallise en petites aiguilles rouge-grenat, sans odeur, d'une saveur désagréable. Ce corps étant très avide d'hydrogène, soumis à l'air, il entre facilement en déliquescence ; très soluble dans l'eau, il l'est aussi dans l'alcool et la glycérine ; mais avec ceux-ci il forme des compositions détonantes très dangereuses à manipuler. Il est insoluble dans le chloroforme de l'éther purs.

L'eschare produite par l'acide chromique est sèche et noirâtre (Gubler), mais bien limitée (Magitot). C'est-à-dire que la cautérisation n'a lieu qu'à l'endroit touché et qu'elle est égale en profondeur à la quantité de caustique et en largeur à la surface qu'il recouvre. C'est là son grand avantage sur les autres caustiques qui ont le désagrément de fuser au delà du point avec lequel on les a mis en contact et par conséquent de cautériser les tissus sur une plus grande étendue qu'on ne l'aurait désiré.

C'est un des agents les plus propres à la cautérisation des muqueuses gingivale ou buccale en raison de son action modificatrice, de son énergie destructive et du peu de douleur qu'il provoque (Magitot). Autant que possible ne pas le mettre en contact avec les tissus durs de la dent qu'il décalcifie (Roy), protéger également les muqueuses que l'on n'a pas à traiter, car c'est un sclérosant des tissus mous.

Usages thérapeutiques. — Usage externe. — On se sert de l'acide chromique pour combattre la gingivite érythémateuse, la gingivite fongueuse, l'épulis, les aphthes, les glossites chroniques, la leucoplasie, mais surtout la périostite alvéolo-dentaire, pour cautériser la pulpe dentaire.

L'acide chromique est très efficace pour combattre toutes les végétations de la muqueuse buccale.

Les applications de cet agent à l'état cristallisé ou de solution concentrée ne seront faites que par le dentiste lui-même ; s'il y a lieu de le prescrire au malade, il formulera des solutions très étendues.

Pour combattre la périostite alvéolo-dentaire on l'applique pur ou en solution concentrée à l'aide d'une petite baguette de bois, entre le bord libre de la gencive et le collet de la dent atteinte de périostite, en le poussant le long de la racine aussi avant que possible.

Contre les affections buccales on l'applique (à l'aide d'une baguette de bois ou de verre, ou bien d'un pinceau d'amiante) pur en solution concentrée ou étendue, selon le cas.

Solution officinale

Acide chromique cristallisé	. . . 100 grammes
Eau distillée	. . . . 100 —

Autre

Acide chromique cristallisé	. . . 5 grammes
Eau distillée	. . . . 20 —

On touche les parties malades, une ou deux fois par jour, suivant la gravité de l'affection. On pourra commencer par une solution moins concentrée et aller graduellement, afin de se rendre compte de l'effet produit.

Pour cautériser la pulpe dentaire, on l'applique pur dans la cavité cariée et on recouvre d'un tampon protecteur.

Antidote. — Comme contre-poison on conseille

l'eau amidonnée très sucrée (Gubler), le lait, les boissons émollientes. (V. chapitre : *Toxiques et antidotes.*)

Acide phénique ($C^{12} H^6 O^2$)

TOXIQUE. — CAUSTIQUE ÉNERGIQUE. — ASTRINGENT. — ANTIPUTRIDE, ANTIPARASITICIDE

(Classe des oxacides)

On l'appelle indifféremment acide carbolique, alcool phénilique, oxyde de phène, hydrate de phényle.

C'est un corps cristallisé, incolore (au bout de quelque temps, s'il reste soumis à la lumière, il prend une teinte rougeâtre) ; son odeur rappelle celle du goudron ; sa saveur est brûlante et caustique, soluble dans l'alcool, la glycérine, le vinaigre et l'éther, très peu dans l'eau. (Il faut beaucoup d'eau pour dissoudre très peu de cet acide, et encore ne s'y mélange-t-il que difficilement, forme globulaire.)

L'acide phénique fut découvert par le célèbre chimiste Runge, en 1834, mais il ne fut introduit dans la thérapeutique que beaucoup plus tard. Ce fut lui qui, le premier, parvint à l'isoler des produits de la distillation du goudron de houille. Il existe néanmoins tout formé dans la créosote, le castoréum (Wœchler), les urines de l'homme et dans celles des ruminants (Stœdler).

L'acide phénique pur ou en solution concentrée produit sur les tissus une sécheresse considérable et une forte sensation de brûlure, qui est bientôt suivie de phénomènes analgésiques. En solution très étendue, il produit une sensation de chaleur, accompagnée de picotements, qui font bientôt place à une absence de sensibilité.

L'eschare produite par les cristaux d'acide phénique est sèche et blanche, sorte de fausse membrane.

Usages thérapeutiques. — En odontotechnie on emploie journellement l'acide phénique pur (c'est-à-dire cristallisé) pour le traitement des dents et en solutions concentrées ou étendues pour combattre certaines affections buccales, du domaine de la chirurgie dentaire, savoir :

1. Comme pansement dans les caries du premier ou du deuxième degré (émail, dentine), pour atténuer la sensibilité d'une dent dont la pulpe n'est pas à découvert, afin de combattre, au moyen des propriétés analgésiques de cet agent, l'irritation, l'inflammation des tissus solides de la dent ;

2. Comme caustique dans les caries du troisième degré (pulpite) ;

3. Comme antiseptique dans les caries du quatrième degré, pour enlever l'odeur putride et combattre la septicémie des canaux dentaires ;

4. En collutoire, pour combattre l'ulcération des gencives ;

5. En gargarismes, en lotions, pour désinfecter la cavité buccale ; en injections, dans les trajets fistuleux, pour désinfecter et favoriser la cicatrisation ; pour aider à l'élimination des séquestres dans les cas de nécrose et de fracture ; pour combattre la pyorrhée alvéolaire, on l'emploie généralement à la dose de 1/100° ; mais quand on le pres-

crit au malade, on doit le doser à 1/500° et plus, suivant le cas.

Mode opératoire. — Dans le cas n° 1, on dépose dans la cavité cariée, préalablement nettoyée, un cristal d'acide phénique ou une boulette de coton qui en serait imprégnée, puis on recouvre le tout d'un tampon protecteur et on laisse le pansement vingt-quatre heures.

Si l'on se trouve dans l'obligation d'obturer la dent immédiatement, on fera fondre jusqu'à évaporation les cristaux d'acide phénique, déposés sur le point douloureux de la cavité cariée, à l'aide d'insufflations d'air surchauffé.

Dans le cas n° 2, on applique le caustique sur le point dénudé de la pulpe et on recouvre le pansement comme ci-dessus. Dans les dents unicuspidées, il arrive qu'un quart d'heure après l'application du médicament, on peut extirper le nerf sans déterminer de fortes douleurs, quelquefois même la sensibilité est tout à fait obscure. Mais, hélas ! cela ne réussit pas toujours, et l'on est alors obligé d'avoir recours à des agents plus énergiques. Mais en lui adjoignant la cocaïne on peut en retirer de très bons effets soit pour la *pulpotomie,* soit pour la *pulpectopie,* ces deux agents médicamenteux s'associent bien ensemble.

Dans le cas n° 3, après avoir nettoyé la dent sur laquelle on opère, irrigué les canaux, en un mot, avoir mis la dent en état de subir le traitement, on lavera les canaux à l'aide de mèches alcoolisées, on insufflera de l'air chaud, puis on introduira dans chaque canal des mèches phéniquées qu'on renouvellera toutes les vingt-quatre heures, jusqu'à complète disparition d'odeur putride. (*Mettre quelques parcelles d'acide phénique neigeux dans un godet et verser une goutte d'alcool pour dissoudre*). Il faut, lorsqu'on introduit les mèches dans les canaux, ne pas les pousser au delà du foramen radiculaire.

Gargarisme

Aide phénique.	1 gramme
Alcool à 80°.	10 —
Eau.	1.000 —

Aromatiser avec quelques gouttes d'une essence quelconque, afin de masquer l'odeur de phénol.

Collutoire

Acide phénique neigeux	50 centigr.
Glycérine	100 grammes

On peut aller jusqu'à 1 gramme.

Injection

Acide phénique.	2 gr. 50
Alcool	10 grammes
Eau	500 et plus

Antidotes. — Les antidotes chimiques de l'acide phénique sont : le lait (Ch. Robin), l'éther, l'alcool, la glycérine, l'huile de ricin (Gubler), le saccharate ou sucrate de chaux (Schmidt). Comme antidotes dynamiques, les opiacés, les narcotiques (Paulier).

Acide pyrosulfurique ($S^2O^7H^2$)

L'acide pyrosulfurique ou de *Nordhausen* ou encore acide sulfurique fumant, huile de vitriol vert, s'obtient en câlcinant du sulfate ferreux peroxydé, cristallise en gros cristaux fusibles à 37° et répandant des vapeurs blanches, on le prépare plus simplement en mélangeant une molécule d'anhydre sulfurique à une molécule d'acide sulfurique (purs et blancs) soit : $80 + 98 = SO^4H^2$, mettre au bain-marie le flacon et élever à 40°. Verser 2 à 3 gouttes dans un godet, sur les muqueuses il produit une eschare blanche et dure qui tombe au bout de quarante-huit heures.

Usages thérapeutiques. — S'emploie contre la pyorrhée alvéolo-dentaire, appliqué au collet des dents, préalablement bien assécher le champ opératoire et son entourage puis protéger la gencive et les tissus voisins par des bourrelets d'ouate, cet acide a une action dissolvante sur le tartre et favorise la cicatrisation gingivale avec formation de tissu fibreux.

On l'applique à l'aide d'une *très fine* spatule en platine de façon à ne toucher exactement que les points voulus, on plonge la spatule le plus avant possible le long de la dent on opère par groupe de 3 à 4 dents, un sentiment de cuisson assez vive se fera sentir, aussitôt terminé irriguer le champ avec de l'eau tiède contenant en dissolution du *bicarbonate de soude*, renouveler tous les huit ou dix jours ce traitement qui sera précédé lui-même d'un curetage afin de voir s'il reste des calculs sériques. Les gencives étant sensibles pendant quelques jours et empêchant les soins buccaux, se rincer la bouche avec un verre d'eau contenant une cuillerée à café de la solution suivante due au Dr Pierre Robin :

Formol à 40 °/₀. . . . . 5 grammes
Essence de menthe . . . . 2 —
— de Badiane . . . . 1 —
— de Wintergreen . . . . . 1 goutte
Alcool à 80° . . . . 258 cent. cubes

Usage externe, pour un bain de bouche de cinq minutes, ne pas dépasser la dose d'une cuillère à café par verre d'eau.

D'ailleurs on pourra se reporter avec intérêt aux travaux du Dʳ Robin parus sur ce sujet [1].

Acide salicylique ($C^7H^6O^3$).

(Salicylate de soude.)

ANTISEPTIQUE. ANTIPUTRIDE. ANALGÉSIQUE.

A l'égal de l'acide salicylique qui entre dans sa composition, le *salicylate de soude* ajouterait à ses propriétés antiseptiques et antiputrides une action anesthésique sur les extrémités nerveuses.

L'acide salicylique ou *phénol carbonique* s'obtient en fondant de l'hydrure de salicyle avec de la potasse. Synthétiquement en faisant agir l'acide carbonique sur le phénol en présence du sodium, peu soluble dans l'eau, un peu plus dans l'alcool, afin d'augmenter sa solubilité on a proposé de l'associer à différentes bases alcalines telles que : la chaux, la soude, etc. (Cassan, Elstein, Limousin.)

En odonto-stomatologie on emploie le salicylate de soude à *l'intérieur* contre la sensibilité de l'émail, l'hyperesthésie de la dentine, l'arthrite de

1. *In Monde dentaire* décembre 1912, p. 640.

l'articulation temporo-maxillaire, 0 gr. 50 à 1 gramme en cachets.

En pansement dentaire dans les cavités sensibles du deuxième degré, hyperesthésie de la dentine on peut déposer des cristaux de salicylate de soude au fond de la cavité humidifiée à l'aide d'une goutte d'alcool élevé à la température du milieu buccal ou de chloroforme et recouvrir de gutta. Laisser en place vingt-quatre à quarante-huit heures et faire prendre conjointement à l'intérieur trois ou quatre cachets de 50 centigrammes. Lorsqu'on enlèvera l'obturation provisoire (opérer à l'abri de la salive) on pourra dans la plupart des cas fraiser ou ruginer sans provoquer autant de douleur qu'avant l'intervention, quelquefois même celle-ci sera nulle.

A l'*extérieur* sous forme de collulaire concentré.

Salicylate de soude cristallisé . . . 3 grammes
Glycérine neutre. . . . . 30 —
Eau de laurier-cerise . . . . · . . 10 —
    Employer tiède (PLICQUE).

D'après Plicque [1], le salicylate de soude ajouterait à ses propriétés antiseptiques le pouvoir de décongestionner les muqueuses et d'amender la douleur. Il agirait plus particulièrement au niveau des gencives, dans la plupart des stomatites, aphteuse, les ulcérations sublinguales de la coqueluche, la pyorrhée gingivale, il serait d'un très bon effet. Il ajoute même qu'après une avulsion dentaire laborieuse suivie de lésions du champ opératoire l'introduction dans l'alvéole de tampons d'ouate imbibés d'une solution tiède au vingtième de salicylate de soude

1. *Bulletin Médical.*

calme presque instantanément la douleur et active la cicatrisation.

Solution

Acide salicylique	} ââ 5 grammes
Borate de soude.	
Eau bouillie . . . . 100 grammes	

Usage externe (Estéoule et Dauzier)

Acide sulfurique (SO³, HO : 49).

CAUSTIQUE ÉNERGIQUE. DÉSORGANISANT. ASTRINGENT

L'acide sulfurique dénommé aussi huile de vitriol, s'obtient en oxydant en présence de l'air l'acide sulfureux par l'acide azotique, liquide oléagineux incolore, la chaleur le réduit en acide sulfureux.

Depuis un temps immémorial l acide sulfurique a été employé en thérapeutique pour divers cas, notamment comme gargarisme détersif :

Miel rosat.	60	grammes
Alcool sulfurique	2	—
Décoction d'orge mondé.	250	—

(*Codex*)

Usages dentaires. Dubois et Siffre l'ont préconisé dans la dévitalisation de l'extrémité des ramuscules pulpaires, porté dans les canaux à l'aide d'une sonde en cuivre ou plutôt en platine iridié.

Formule de Dubois

Cocaïne .	0,05
Acide sulfurique	1 gramme

Cet acide étant éminemment caustique, protéger les muqueuses lors des manœuvres opératoires et éviter d'en introduire plus qu'il n'en faut c'est-à-dire un soupçon afin qu'il ne fuse si possible au-delà du foramen radiculaire ; également essayé contre l'hypéresthésie dentinaire.

Autre formule (Roy)

Chlorhydrate de cocaïne. . . . . . }
Alcool . . . . } ââ 1 gramme
Acide sulfurique . . . . }

Au blanchiment des dents : Humecter, préalablement à l'application de péroxyde, la cavité d'une solution d'acide sulfurique à 20 °/₀ (N. Black).

Antidotes : Les alcalins, la soude, la chaux, la magnésie ainsi que leurs carbonates. (Voir appendice.)

Acide tannique ou tannin.

RAFFERMISSANT ASTRINGENT-HÉMOSTATIQUE

Le tannin dont on se sert le plus souvent est extrait de la noix de Galle, mais il existe dans beaucoup d'autres substances végétales, telles que les roses de Provins, l'écorce de chêne, de quinquina, etc. C'est une poudre jaunâtre, incristallisable, très légère, et qui ressemble par ses reflets à des coquillages réduits en poudre, elle n'a pas d'odeur, sa saveur est très astringente ; du reste, des astringents végétaux, c'est le plus puissant. Soluble dans l'eau, dans l'alcool il l'est un peu moins. Certains médecins et dentistes l'emploient en gargarisme contre les inflammations chroniques de la muqueuse buccale à la dose de 2 grammes °/₀ à 120 parties de véhicule on peut le mélanger à l'eau et à l'huile de roses, à la glycérine. (Voir formulaire.) Il est efficace non seulement contre les inflammations d'ordre pathologique mais encore contre les lésions traumatiques qui se produisent dans la bouche, contre l'atonie des muqueuses, contre certaines odontoptoses.

De plus, il sert dans le cas de sensibilité de l'ivoire : pour cela on fera dissoudre une très petite quantité de poudre de tannin dans quelques gouttes d'alcool, de glycérine, ou de créosote, mais cette dernière ou l'alcool seront préférables ; puis l'on trempera une petite boulette de coton dans la solution et l'on en fera l'application dans la dent malade à la manière des pansements, d'acide phénique, d'acide arsénieux, de créosote, etc., etc.

L'acide tannique et l'acide gallique qui existent avec le tannin dans la noix de Galle ont les mêmes propriétés que le tannin, mais sont peu usités.

Son emploi pour détruire les *pulpes* rebelles à l'acide arsénieux est d'un assez bon résultat, dans ce cas, on lui associe quelques cristaux de cocaïne.

Collutoires astringents à employer dans les lésions traumatiques des muqueuses gingivo-buccale :

Acide tannique . . . . 1 gramme
Teinture de myrrhe . . . . } âa 15 gr.
Teinture d'arnica . . . . }
    M.
En badigeonnage (Stocken).

Autre : astringent et calmant, surtout pour rendre plus supportables les bases de dentiers avec les gencives sensibles

Tannin (selon le degré d'atonie) . . 5 à 10 centigr.
Cocaïne. . . . . 5 —
Adrénaline au 1/000ᵉ . . . . . . 2 —
Glycérine neutre . . . . 15 grammes

Autre

Tannin pulvérisé	10 grammes
Cocaïne.	5 centigr.
Glycérolé d'amidon	15 grammes
M. s. a.	

Essuyer les gencives et les frictionner cinq à six fois par jour aux endroits sensibles, tenir un instant à l'abri de la salive.

Acide thymique. — Thymol ($C^{20}H^{14}O^2$)

CAUSTIQUE. — ANTISEPTIQUE PUISSANT. —
ASTRINGENT. — MODIFICATEUR–IMPUTRESCIBLE

Se présente sous forme de tables rhomboïdales blanc-grisâtre d'une odeur douce de thym, d'une saveur caustique savonneuse, soluble dans l'alcool. En thérapeutique, il paraît avoir les mêmes propriétés que l'acide phénique, sauf l'odeur qui semble plus agréable que celle de ce dernier — plus ou moins caustique selon son degré de concentration — on l'obtient en traitant l'essence du thym par la potasse ou la soude.

En *odontotechnie* nous l'employons dissous dans l'alcool, le chloroforme, en solution plus ou moins concentrée, pour le pansement des canaux, on l'associe à diverses formules :

Pansement dentaire

Acide thymique cristallisé. . . .	2	grammes
Menthol cristallisé.	2	—
Chloroforme	20	—
M.		

Porté dans les canaux à l'aide de mèches d'ouate.

Solution officinale (Thymol)

Acide thymique. . . . .   1 gramme
Alcool   4   —
Eau 995   —
M.

On peut employer cette solution avec avantage pour saturer le fond des crachoirs. Les malades ne détestent pas l'odeur dégagée par l'acide thymique. Cependant, dans ce dernier cas, on peut lui associer en proportions supérieures l'huile de gaultherie, l'essence Wintergreen, quoique moins léger, le parfum serait plus agréable. Enfin partout ou la désinfection est nécessaire il trouve son emploi.

N. B. — Au point de vue *dentaire* il peut être utilisé dans les mêmes conditions que l'*acide phénique*. Prière de s'y reporter.

Aconit (Teinture, alcoolature)

TOXIQUE VIOLENT. — ANTISPASMODIQUE

La teinture d'aconit se présente à nous sous forme d'un liquide brun-jaunâtre, d'une saveur légèrement chaude ; son odeur a beaucoup d'analogie avec celle de la teinture d'arnica, mais elle est plus forte, plus pénétrante ; c'est l'aconitine qui est le principe actif de toutes les préparations d'aconit.

Ce médicament s'emploie à l'intérieur à la dose de 5 à 15 gouttes dans des potions.

A l'extérieur, nous utilisons les propriétés antispasmodiques de cet agent thérapeutique pour combattre les douleurs d'origine névralgique en raison de sa puissante action sur le système vasculo-nerveux et favoriser la résolution des inflammations de la muqueuse buccale.

On l'applique pur en badigeonnages répétés deux ou trois fois par jour contre les douleurs gingivales d'origine névralgique ; appliqué sur la gencive, pour calmer la douleur produite par l'évolution des dents ; sous forme de pilules, de pommades, de potions, contre les névralgies, le tétanos, certains états autotoxiniques. Associé à la teinture d'iode, contre la périostite alvéolo-dentaire. La teinture d'aconit peut s'employer aussi comme pansement intra-dentaire pour combattre la pulpite. Certains praticiens emploient, pour combattre la périodontite, la teinture de racines d'aconit, mélangée de chloroforme.

Lorsqu'on veut obtenir un résultat plus immédiat, on se sert d'alcoolature de racines d'aconit qui est beaucoup plus riche en principes actifs que la teinture.

Voici, d'après le *Codex*, les différentes formules de ce médicament :

Teinture d'aconit

Feuilles sèches d'aconit . . . .   1 gramme
Alcool à 90°   5   —

Alcoolature de racines d'aconit

Prendre racines fraîches d'aconit.   1.000 grammes
Alcool à 90° . . . .   1.000   —

Autre

Prendre feuilles fraîches d'aconit. 1.000 grammes
Alcool à 90° . . . .   1.000   —

(On contuse les feuilles d'aconit et on les met macérer dans l'alcool. Après dix jours de contact on passe avec expression et on filtre.)

Teinture de racines d'aconit, formule dentaire (Levett)

Racines d'aconit	20 grammes
Teinture d'aconit officinale . . .	40 —

Laissez macérer pendant trois ou quatre semaines, en agitant fréquemment. Laissez évaporer ensuite à consistance de sirop.

Pommade

Aconitine	5 centigr.
Axonge	20 grammes

Pilules d'aconitine

Aconitine de Duquesnel	1 centigr.
Poudre de réglisse	1 gramme
Sirop	Q. S.

F. S. A. 20 pilules.

Ces pilules se prennent à la dose de une à deux par jour.

La formule de la pharmacopée américaine pour la teinture d'aconit est ainsi composée : feuilles sèches d'aconit, 125 grammes ; alcool dilué, 830 grammes. Laissez macérer pendant quatorze jours, exprimez et filtrez. Celle du Codex : feuilles sèches d'aconit, 125 grammes ; alcool à 2° Cart., 500 grammes ; faites macérer pendant quinze jours, passez avec expression et filtrez. Les formules obtenues avec les feuilles ou racines fraîches sont plus actives.

Sous le rapport de l'activité, 12 gouttes de cette dernière équivalent à 20 de la première.

Employée directement au pansement des dents, l'aconitine est susceptible de produire des effets graves d'intoxication. Ce phénomène a été constaté au point de vue médico-légal. En Angleterre, une femme dentiste, dans un but intéressé, avait introduit une assez forte dose d'aconitine dans une cavité cariée et l'avait recouverte de gutta, la patiente avait éprouvé des symptômes d'intoxication inhérents à cet alcaloïde. La manœuvre ayant été renouvelée, la supercherie fut découverte et la praticienne incriminée.

Antidote : décubitus dorsal, nitrite d'amyle, en inhalation, café noir, laudanum 10 à 15 gouttes, etc. (Voir : toxiques et antidotes.) V : P. 144.

Adrénaline

(Orthodyphényléthanolméthylamine)
HÉMOSTATIQUE EXCESSIVEMENT PUISSANT-ASTRINGENT.
— VASO-CONSTRICTEUR-ANTIPHLOGISTIQUE
PRODUIT ORGANIQUE ANIMAL

Extrait faisant partie de la médication organique ou opothérapique Brown-Séquard, d'Arsonval. A été retiré pour la première fois des capsules surrénales par le Dr Takamine (New-York) se prépare aussi synthétiquement.

Cristaux blancs, amers, les solutions s'altèrent rapidement, tenir à l'abri de la lumière en flacons noirs, bouchés hermétiquement.

M. Carpenter dans le *Dental Review* dit au sujet de l'extrait de *capsules surrénales* : « Il peut

« rendre de grands services en dentisterie, il se
« donne en tablettes ou en poudre, localement ou
« absorbé par la bouche, jamais en injections » ? on
en fait cependant des injections où entre l'adrénaline mais en quantité infinitésimale bien entendu,
toutes les opinions et toutes les hypothèses sont
encore permises à l'heure présente, n'oublions pas
toutefois que c'est un puissant stimulant du cœur
associé à la cocaïne, il active son action et contre-
balance sa nocuité.

Son pouvoir vaso-constricteur est tel qu'un badigeonnage à 2 ou 3 % de la muqueuse pituitaire
la fait pâlir à tel point qu'elle semble se confondre avec le tissu osseux. Son pouvoir ischémient
pourra donc être très utile dans les opérations qui
se pratiquent sur les muqueuses de la bouche.

Certains praticiens vantent les propriétés de l'a-
drénaline associée à la cocaïne dans les interventions anesthésiques intra-gingivales comme capables d'augmenter le pouvoir anesthésique de la
cocaïne, de restreindre à son minimum les chances
d'accidents en retardant la diffusion de cette dernière dans l'organisme, et de plus, d'empêcher l'hémorragie (ou tout au moins l'atténuer) pendant
l'opération — voir perhydrol — ce qu'on dénomme
opérer à blanc — facilitant ainsi la vue du champ
opératoire lorsqu'il s'agit d'enlever plusieurs racines de la même dent. (Chicots de grosses molaires.)
Dose 1/2 goutte par centimètre cube de solution
cocaïnique à 1 % (Loup) — *plus efficace que la
cocaïne seule lorsque les tissus environnants sont
inflammés* — on peut également lui substituer la
suprarénine synthétique « Creil », toutefois j'utilise

depuis bien des années une spécialité l'*Adralgine* dont je n'ai jamais eu à me plaindre — et dont la formule serait : du sulfothymolate de cocaïne et d'adrénaline permettant d'opérer le patient assis.

On l'a essayé également contre l'hyperesthésie de la dentine (Grandjon).

2 à 3 gouttes de la solution au 1/1000° dans une solution de cocaïne à 1 °/₀ dans environ 4 à 5 centimètres cubes pour badigeonner légèrement les gencives préalablement à l'ablation du tartre, afin d'éviter l'*hémorragie gingivale*, pour le même fait lors de blessures par les instruments, les fils de digue, les clamps on en met partout où la siccité s'impose.

Son pouvoir décongestionnant sera d'une certaine efficacité contre les fongosités gingivales, l'Epulis, Pour pratiquer l'hémostase alvéolaire — forcer des tampons d'ouate hydrophile imbibés de la solution au 1/1000°.

L'adrénaline n'a pas encore suffisamment fait ses preuves pour pouvoir l'agréer sans quelque crainte, au point de vue injections intra-muqueuses car, l'on a observé à la suite des manœuvres opératoires de ce genre, des eschares, du sphacèle des muqueuses. La prudence dans les doses ne sera donc pas tout à fait inutile.

Certains chirurgiens prétendent que son pouvoir exsangue serait lors des avulsions dentaires une cause d'infection alvéolaire *post-opératoire*. Depuis longtemps cependant j'ai fait un certain nombre d'opérations avec *cocaïne-adrénaline* et n'ai jamais eu à déplorer pareil fait. (V. Cocaïne.)

Alcool (C²H⁶O)

ALCOOL ÉTHYLIQUE
HÉMOSTATIQUE ET ANTISEPTIQUE LÉGERS
DESSICANT. — DISSOLVANT

L'alcool est un liquide très fluide, volatil, inflammable, incolore, transparent, d'une saveur chaude et brûlante, d'une odeur aromatique, variant selon les matières organiques avec lesquelles il a été composé ; c'est un liquide plus léger que l'eau. L'alcool porte l'exaltation palatine au plus haut degré.

Le mot alcool dérive d'un mot arabe qui signifie *subtil*, on l'extrait par distillation de toutes les substances susceptibles de subir la fermentation, il s'obtient aussi par synthèse (Berthelot).

On ne l'emploie jamais pur, mais rectifié, c'est-à-dire qu'on l'additionne d'une plus ou moins grande quantité d'eau. Celui dont on se sert le plus souvent est l'alcool à **95°**.

D'après Beyer le pouvoir désinfectant de l'alcool serait à **70°** ; à **95°**, il serait inférieur en puissance.

Injecté dans les veines, il coagule le sang.

Les composés que l'on forme avec l'alcool sont :

Des alcoolats : obtenus par la distillation de l'alcool chargé de produits spéciaux.

Alcoolatures : obtenues par un mélange en parties égales de plantes fraîches et d'alcool à 50 degrés en macération pendant une quinzaine de jours.

Teintures : obtenues par la macération de plantes sèches dans l'alcool (une partie de plante contre cinq d'alcool).

En *dentisterie opératoire*, nous nous servons de l'alcool pour dissoudre certaines substances médicamenteuses que nous employons dans le traitement des dents, pour laver les cavités cariées et les canaux dentaires, avant l'application des pansements ; pour déshydrater la dentine, dans ce dernier cas il y a avantage à flamber la boulette d'ouate pendant deux à trois secondes avant de la passer dans la cavité, on éteint la flamme en chassant de l'air sur la boulette d'un coup sec de la main opposée.

On peut également chauffer une petite capsule métallique et y verser quelques gouttes d'alcool — en général ce procédé de l'alcool chaud a le très grand avantage lorsqu'on nettoie les cavités de ne pas produire au malade une impression désagréable due au contact froid du liquide — cette manière de faire est fort appréciée des patients.

In memoriam : L'alcool s'emploie également en injections dans la région des nerfs sus ou sous-orbitaires ainsi que dans le ganglion de Gasser même à travers le trou oval par la méthode de Taptas (de Constantinople) pour avoir raison de certaines névralgies rebelles ainsi que des tics douloureux de la face.

On s'en sert sous forme de collutoires dans certaines affections scorbutiques.

Alcool à 33°	200 grammes
Eau	100 —
	(Gubler.)

Dans le cas de petites hémorragies des gencives produites, soit par l'action de la lime ou d'un instrument quelconque, il suffira de pratiquer à l'aide de l'alcool un léger lavage de la blessure pour arrêter le flux sanguin. On peut procéder de la même manière pour aseptiser la région où l'on opère.

Antisepsie courante. — Un godet contenant de l'alcool placé sur la tablette à portée de la main sera d'une utilité de tous les instants pour y plonger la pointe des instruments et les flamber avant de les mettre en contact avec les tissus même préalablement stérilisés c'est une garantie de plus et les instruments n'en souffrent pas. De plus cela rassure les malades au point de vue de l'hygiène.

Aldéhyde formique $C^2H^2O^2$ — (CH^2O)

FORMOL. — FORMALINE. — TRIOXYMÉTHYLÈNE
TRIFORMOL. — PARAFORMOL

Désinfectant puissant. — Astringent énergique. — Antiputride remarquable. — Momificateur. — Irritant. — Peu caustique. — Pas toxique.

L'aldéhyde formique ou encore formaldéhyde, formaline, méthanal, est le produit de l'oxydation des vapeurs d'alcool méthylique (*composé ternaire*).

On l'emploie en thérapeutique non à l'état naturel, mais associé à l'eau qui a la propriété d'en absorber 40 %. C'est une solution incolore, à odeur piquante, à saveur poivrée. Le trioxyméthylène (triformol, paraforme) est une poudre blanche cristallisée, d'une odeur de fumée de bois, d'une saveur piquante, ses émanations vous « prennent aux yeux » c'est un polymère de la formaldéhyde insoluble dans l'eau.

Au début de son entrée dans la pharmacopée

différents industriels l'ont incorporé à des produits destinés à *momifier la pulpe dentaire* sur laquelle il a un pouvoir sclérogène très prononcé, et alors ils lui ont individuellement donné un nom — sorte de marque de fabrique — ayant quelque analogie avec celui sous lequel nous le désignons. Les composés et dérivés du formol sont légion : créosoforme, formols géraniés, thymoforme, etc., etc. (Voir formulaire.)

Depuis plusieurs années on employait déjà le formol, non en art dentaire, mais comme produit éminemment désinfectant : à l'état gazeux pour désinfecter les appartements, les tentures, à l'état de dilution au pansement des plaies et surtout dans les laboratoires pour conserver, fixer les préparations anatomiques. C'est de là que vint l'idée d'appliquer son pouvoir sclérogène à la pulpe dentaire. Son introduction dans la pharmacopée dentaire est une véritable révolution dans l'art des pansements des caries aux 3 et 4 degrés. Mais est-ce à dire que son emploi est universel ? Non ! loin de nous cette pensée — c'est un excellent agent qui a son emploi nettement marqué et que la pratique seule permet de discerner.

Je dois à vrai dire que jusqu'alors j'en ai obtenu d'excellents résultats dans les caries du 3ᵉ degré — et que les patients auxquels j'avais, à des séances ultérieures, fait subir la pulpectopie [1] m'ont témoigné leur satisfaction de cette nouvelle façon d'opé-

---

1. *Pulpectopie* : Avulsion totale de la pulpe dentaire (mise hors de la cavité de la partie coronaire et radiculaire).

Pulpotomie : Résection de la tête de la pulpe (résection de la partie coronaire seule).

rer. Grâce à ce produit, l'acide arsénieux semble avoir fait son temps — en tout cas son application sera fort restreinte — car avec cette merveilleuse méthode de momification, on évite l'extirpation pulpaire si redoutée de nos malades malgré les anesthésiques *ad hoc* et si fatigante pour le chirurgien (ce procédé barbare relèvera bientôt de l'âge préhistorique). Il va de soi que dans la méthode sclérogène comme dans celle de l'extirpation pulpaire, il faut ainsi que dans toute règle générale se dire qu'elle n'est pas exempte d'exceptions. En effet, chacune ont leur raison d'être, le tout est de les mettre à contribution avec éclectisme et opportunité. C'est la pratique qui vous l'enseigne. On l'utilise également à l'asepsie du matériel opératoire — à 1 °/₀ — ou sous la forme pulvérulente (trioxyméthylène) introduit dans des stérilisateurs on le fait évaporer à l'aide de la chaleur pour désinfecter les instruments.

Dans le traitement des pulpes partiellement enflammées, employer la solution officinale (aldéhyde formique) à raison de 1 à 5 °/₀ dans l'eau bouillie ou distillée.

Le Dʳ Fortsmann dit : on peut placer une obturation sur une pulpe cautérisée et inflammée que l'on a traitée par une solution de formaline à 30 °/₀. Pour désinfecter les dents à pulpe gangréneuse, les canaux radiculaires ouverts depuis longtemps, un abcès alvéolaire et une inflammation périostique, il a employé la même solution avec grand succès. S'il se produit un peu de douleur, on peut l'apaiser avec la cocaïne jointe à la solution. A l'autopsie dentaire, après avoir subi l'action d'une solution à

30 °/₀ pendant vingt-quatre heures, on trouve les racines de la pulpe grises et dures tout en étant élastiques.

Les solutions d'aldéhyde formique s'emploient également pour combattre la pyorrhée alvéolodentaire en injections à 1 °/₀ poussées dans l'alvéole à l'aide d'une seringue à canule effilée et à bout mousse — injections tous les deux jours — protéger la muqueuse voisine en entourant d'ouate les dents sur lesquelles on opère (Boyadjieff) en bains de bouche, lotions ou irrigations à la dose de 6, 8 à 10 gouttes dans un demi-verre d'eau légèrement tiède ; pour la dose il est urgent que le malade éprouve une sensation de cuisson autour des dents donc, augmenter ou diminuer le nombre de gouttes.

Au bout de quelques jours de ce traitement la pyorrhée s'améliore d'une façon notable, le pus se raréfie, les gencives se resserrent au collet des dents et, si les procès alvéolaires ne sont pas trop résorbés les dents reprennent, toutefois dès le début la douleur s'amende.

Au millième comme collutoire ou gargarisme.

Pâte pour coiffer les pulpes

Trioxyméthylène . . . . . 1 partie
Oxyde de zinc . . . . . . 5 —
Phosphate de chaux . . . 1 —   } mélanger intimement
Chlorhydrate de morphine. 1 —
—   de cocaïne . 1 —

Essence de girofles Q. S. pour former une pâte.

Incorporer l'essence au moment du coiffage, on peut même lui adjoindre 1 goutte de glycérine neutre pour rendre plus plastique — bien malaxer, procéder comme d'habitude et recouvrir d'une obturation provisoire — toutefois avant d'appliquer la pâte il sera bon de laver le champ opératoire avec une boulette d'ouate trempée dans une solution d'aldéhyde formique à 20 °/₀, ou plus faible si on le juge convenable selon le degré de sensibilité de l'organe afin de ne pas amener d'irritation trop vive, ce qui pourrait déterminer une réaction inflammatoire du côté du périoste alvéolo-dentaire (péricémentite).

Il y a toujours lieu de se *méfier lorsqu'on emploie le formol car il est assez irritant* (certains auteurs notamment Carl et Grave, prétendent que le gaz formldéhyde peut fuser à travers les tubuli dentinaires et concourir à la destruction du péricément). En tous cas, tant que les dents sont atteintes de périostite, il ne faut pas l'employer en pansement dans les canaux, différer jusqu'aux derniers pansements calmants. En lavages, bains de bouche, observer de la prudence en prévision ou en présence de productions néoplasiques, s'abstenir même si possible.

Pâte à coiffer au trioxyméthylène (Robin)

Trioxyméthylène. . . . .   1 partie
Oxyde de zinc.   100   —
Créosote de houille. . . . . . . } ââ Q. S.
Formol à 40 °/₀ : . . . . }

pour faire une pâte molle adoptée aux besoins.

Pâte fixatrice pour l'obturation des canaux (Robin)

Oxyde de zinc. . . . . . } ââ 4 grammes
Trioxyméthylène. . . . . }
Créosote de houille . . . { quelques gouttelettes
Formol à 40 °/₀ . . . . . } pour faire une pâte

Pâte au trioxyméthylène (Pitsch)

Trioxyméthylène. . . . . 16 grammes
Vaseline très pure . . . . 8 —
Poudre inerte (oxyde de zinc . . . 6 —
Chlorhydrate de cocaïne . . . . . 3 —

Dans les cas d'ablation de la pulpe sans extirpation des filets (*pulpotomie*), combler doucement la cavité préparée avec cette pâte. Recouvrir d'une cupule en métal pour éviter la pression et obturer.

Pour l'antisepsie des canaux dentaires
(C. André et G. de Marion)

Aldéhyde Formique gazeuse . . . . 40 grammes.
Essence de géranium redistillée . . . 20 —
Alcool à 90° . . . . 40 —
M.

La préparation consiste à *saturer* par l'aldéhyde formique *à l'état gazeux* la solution d'essence de géranium dans l'alcool (C. André).

*Poudre Formagèné du D*r *Aufrocht* (de Berlin)

Formaldéhyde à 40 °/₀. . . . . 0 gr. 13
Thymol . . . . 0 — 10
Oxyde de zinc. . . . . 34 — 44
Amidon . . . . 65 — 27

Pulvériser finement l'acide thymique, le mélanger à l'oxyde de zinc puis à l'amidon et à la formaldéhyde, pour obtenir une pâte, se servir d'essence de girofles ou de cannelle. D'après André (de Lyon).

On pourrait à l'infini composer ou reproduire des formules, mais celles qui précèdent sont susceptibles de rendre tous les services qu'on est en droit d'attendre de la formaldéhyde. Du reste, d'après les données ci-annexées, chaque praticien pourra donner libre cours à son esprit inventif et modifier selon la nature du cas qu'il aura à traiter. (Voir au formulaire p. **316**.)

Formol en irrigations

Solution normale de formaldéhyde
   (40 %) . . . .   2 grammes
Alcoolat de menthe.   5   —
Eau distillée . . . . 1.000   —
    M.   (Pitsch.)

Certains praticiens se font forts d'obturer d'emblée les caries du 3° ou 4° degrés en un séance, sitôt la cavité remplie de pâte à la formaldêhyde, cela certes, peut se faire, mais il est bien préférable une fois la cavité préparée *secundum artem* de procéder au pansement plusieurs séances consécutives avec l'essence de girofle et la morphine s'il s'agit 1° de caries du 3° degré puis à la dernière séance, passer une boulette d'ouate imprégnée de chloroforme mentholé dans la cavité pour assécher et aseptiser (laisser évaporer) ou bien encore envoyer un courant d'air chaud et appliquer ensuite gros comme une tête d'épingle de pâte formolée et terminer avec la substance obturatrice — et 2° avec une solution de chloroforme mentholé et thymolé très faiblement s'il s'agit d'une carie du 4° degré, bref, n'employer les préparations au formol qu'au dernier moment, c'est-à-dire pour les derniers pansements. Il sera bon de prévenir le malade qu'il pourra ressentir quelques petits *élancements* aux-quels il ne devra attacher aucune importance. Cependant si ces élancements devenaient inquiétants, faire badigeonner la gencive avec un collutoire révulso-résolutif (V. Formulaire). Faire des pointes de feu si besoin est.

Employé dans les caries très profondes du 2ᵉ degré alors que l'on peut craindre une modification pulpaire post-opératoire par suite d'infection — on retirera de très bons résultats de l'application de pâte formolée au fond de la cavité, sorte de coiffage préventif, du ressort de la thérapeutique pathogénique.

On pourra, dans les caries du 4ᵉ degré, après avoir procédé comme d'ordinaire à la désinfection des canaux, laisser à demeure des mèches d'ouate imprégnées légèrement [1] d'aldéhyde formique et roulées dans de l'oxyde de zinc ; — lorsqu'il sera impossible de placer des mèches, une boulette d'ouate mise au fond de la chambre pulpaire sur l'orifice des canaux suffira, dans la majorité des cas, à assurer l'asepsie. — Isoler, autant que possible à l'aide de la gutta rose ou d'un ciment, le pansement de la matière obturatrice pour différentes raisons, dont la plus importante est qu'en cas de désobturation obligatoire, il serait plus facile de se rendre compte de la région où l'on se trouve.

La puissance bactéricide du formol est considé-

____

1. Nous disons imprégnées légèrement, c'est-à-dire peu chargées de liquide, afin d'éviter d'en faire fuser au delà du foramen radiculaire, ce qui pourrait dans certains cas déterminer de la périodontite aiguë.

rable. Comparativement à celle du sublimé elle serait de **15** à **20** fois supérieure.

Alun (Al² O3SO² KO, SO³ 24³ Aq.)

ASTRINGENT HÉMOSTATIQUE

Sulfate double d'alumine et de potasse, s'emploie sous forme d'alun calciné, d'une saveur acide et styptique. Nous ne le mentionnons ici que pour mémoire car d'autres agents l'ont supplanté, c'était celui qui jadis formait la base de tout gargarisme. Dans la pratique dentaire nous l'avons délaissé à cause de l'inconvénient qu'il a de pouvoir exercer une action nocive sur les dents.

Dose : 10 grammes pour 100 de véhicule.

En gargarismes dans les affections de la bouche, dans l'angine en insufflations (à l'état pulvérulent) dans les laryngites. C'est lui qui sert de base à l'eau de Pagliari-hémostatique.

Succédané : En odonto-stomatologie on lui substitue le borate de soude qui ajoute à ses qualités astringentes un léger pouvoir antiseptique (V. Borate soude).

Antidotes : Eau vinaigrée, l'huile.

Ammoniaque (AZH³) Alcali volatil.

CAUSTIQUE. —— ESCHAROTIQUE. — RUBÉFIANT EXCITATEUR NERVEUX

On l'obtient en décomposant par la chaux le chlorhydrate d'ammoniaque ; l'ammoniaque liquide est une solution incolore, d'une odeur vive et pénétrante, d'une saveur cuisante, excessivement caustique.

L'ammoniaque s'emploie pour cautériser les ulcères de mauvaise nature, les plaies venimeuses, pour produire de la vésication, — liniment (baume Opodeldoch). Solutions 10 %, pour déterger.

Nous ne l'employons guère que pour combattre la syncope en passant l'orifice d'une bouteille contenant de l'alcali volatil, voire même le bouchon seulement, à une faible distance des organes olfactifs du malade, et ne pas trop insister, car ces sortes d'inhalations peuvent déterminer des cas de bronchite si elles étaient poussées à l'exagération. On en signale des cas chez des personnes que l'on cherchait à ranimer avec cet agent. Comme *révulsif* en applications sur la gencive du diamètre d'une lentille. Protéger les tissus environnants. Agir avec d'infinies précautions.

Antidote : Eau vinaigrée, jus de citron ou d'orange, boissons émollientes. *Physique :* charbon.

Anesthésine

TOPIQUE. — ANESTHÉSIQUE LOCAL
APPLICATIONS EXTERNES. — FAIBLEMENT TOXIQUE

Ether éthylique de l'acide para-amido-benzoïque se présente sous l'aspect d'une poudre blanche, insipide et inodore, mise en contact avec la langue, elle produit immédiatement une sensation particulière, sorte d'astringence. Soluble dans l'alcool, l'éther, le chloroforme, les huiles, les graisses un peu dans l'eau chaude. Etudiée par Courtade, Maranuldi dans les usages thérapeutiques on a cherché à la substituer à la cocaïne.

Soit à l'état pulvérulent, soit mélangée à l'acide phénique, on a une solution huileuse à 20 °/₀ (Courtade), rhino-laryngologie.

USAGE EXTERNE

Badigeonnages dermiques contre les irritations ou brûlures de la peau dans le voisinage de la bouche, les gerçures, les éraflures des lèvres (très stable et non irritant).

```
Anesthésine  . . . . . . . . .  10 grammes
Lanoline.  . . . . . . . . . . ⎫
Vaseline.  . . . . . . . . . . ⎬ àà 45
                               ⎭
      M.                           (B. L.)
```

Collutoire contre l'irritation gingivale

```
Anesthésine  . . . . . . . . .  5 grammes
Glycérolé d'amidon.  . . . . . . 25    —
      M.
```

Pour combattre l'hypersensibilité de la dentine dans les caries de 2ᵉ degré, quelques cristaux introduits dans la cavité et sur lesquels on laisse tomber une goutte d'alcool à 95° ou d'essence de girofles, au bout d'un instant insuffler légèrement de l'air chaud afin d'aider à la volatilisation puis obturer de suite ou tout au moins faire un fond en ciment ou de gutta-Hill.

Analgésine ou Antipyrine ($C^{11}H^{12}Az^2O^2$)

(Diméthyloxyquinizine).

ANTIPYRÉTIQUE. — MODIFICATEUR NERVIN
ANTITHERMIQUE — HÉMOSTATIQUE

Découverte par Knorr et introduite dans la thérapeutique par Filehne (d'Erlangen) en 1884, elle est d'une constitution chimique très complexe, on la fait dériver de la *quinizine* et aussi du pyrazol (*diméthyloxypyrasol*). — C'est une poudre cristalline blanche brillante, inodore, amère, benzoïnée, soluble dans l'eau, l'alcool, le chloroforme et l'éther. Ses solutés sont neutres au papier de tournesol, le perchlorure de fer les colore fortement en rouge (ferripyrine), il suffit de verser quelques gouttes d'acide sulfurique pour faire disparaître cette coloration.

Ses propriétés sont d'abaisser la température et chez un sujet en proie à la douleur, elle a la propriété de la calmer aussi bien que la morphine — très employée contre la migraine.

On l'administre à l'intérieur soit en solutions ou en cachets à la dose de 1 à 6 grammes par jour. L'abaissement thermique commence ordinairement une demi-heure après l'ingestion.

Comme hémostatique soit à l'état pulvérulent ou en solution très concentrée, elle paraît efficace dans l'épistaxis, l'hémorragie alvéolo-dentaire, dans ce cas on peut lui adjoindre du tannin et pratiquer le tamponnement, ou eucore le tannate d'antipyrine.

En injections intra-gingivales dans les cas de périostite aiguë (Martin)

Antipyrine.	0,40 centigr.
Chlorhydrate de cocaïne.	0,04 —
Eau distillée	1 gramme
M.	

Injecter dix gouttes.

Succédanés : l'hypnal, le pyramidon, la trigémine « Creil », ces composés jouissent de propriétés hypnotiques prédominantes et sont les agents très puissants contre le phénomène douleur notamment la *trigémine* qui a indépendamment de son action sur les nerfs craniens, un effet certain sur les terminaisons nerveuses, efficace contre l'odontalgie en général.

Gargarisme antiphlogistique contre glossites et ulcérations cancéreuses

Eau distillée	150 grammes
Glycérine neutre	10 —
Antipyrine	3 —
	(Plicque)

Dans les badigeonnages ou collutoires, on peut aller jusqu'à 10 °/₀ d'antipyrine.

Aristol ($C^{10}H^{24}OI^{24}$)

IODO-THYMOL, THYMOL BI-IODÉ

Se présente sous l'aspect pulvérulent brun rougeâtre, soluble dans l alcool, très soluble dans l'éther, le chloroforme, les huiles fixes, la vaseline, insoluble dans l'eau.

On l'obtient en mettant en présence de l'iode, de l'iodure de potassium, du thymol cristallisé et de la lessive de soude. On le regarde comme un succédané de l'iodoforme, il a sur ce dernier l'avantage de ne pas posséder cette terrible odeur *sui generis* tenace et pénétrante, qui rend l'emploi de l'iodoforme si redoutable.

Ses usages sont donc à peu près les mêmes que

ceux de ce dernier, dans les affections de la bouche et des dents.

Mélangé à l'éther mais plus spécialement au chloroforme pour les usages dentaires, il rendra de grands services dans les caries du 2e, 3e et 4e degrés. En vernis, au fond des cavités profondes du 2e degré, lorsqu'on craint un désordre pulpaire, dans la pulpite (3e degré) comme coiffage ; dans les 4e degrés liquéfié par le chloroforme et porté dans les canaux à l'aide de mèches ; avec l'éther on peut obtenir une sorte de vernis de collodion spécial si l'on peut s'exprimer ainsi, rappelant le stérésol, dans ce cas on l'utilise contre les ulcérations buccales et pour recouvrir les plaies chirurgicales.

Pour recouvrir les pulpes dénudées.

Modus operandi : Après avoir nettoyé et préparé selon l'art la cavité pathologique, saupoudrer d'aristol la *blessure* de la pulpe puis à l'aide d'une seringue hypodermique ou d'un compte-goutte (selon que l'on agit à l'arcade supérieure ou inférieure), projeter ou faire tomber une goutte d'éther ou de chloroforme, attendre quelques instants l'évaporation puis recouvrir d'un tampon protecteur ou de préférence d'un ciment très fluide et léger tels le « tempor », la « calxine », qui durcissent assez vite et se retirent très facilement ; n'en mettre qu'une mince couche, une fois le ciment pris, combler le reste de la cavité avec une boulette d'ouate imprégnée de collodion ou de gutta. Ce sera un pansement provisoire ou d'épreuve, et si quelques jours plus tard aucun phénomène ne s'est produit on pourra retirer le coton ou la gutta, puis faire l'obturation définitive sur le ciment protecteur que l'on aura respecté.

Opérer à l'abri de la salive, ne produire aucune compression sur la pulpe, conditions *sine qua non* de succès.

Azotate ou nitrate d'argent (AZO³Ag)

CAUSTIQUE ÉNERGIQUE. — ANTIPUTRIDE. — DÉSINFECTANT PUISSANT. — AGENT DE PROPHYLAXIE DE LA CARIE DENTAIRE.

Le nitrate d'argent est un sel cristallisé blanc, sans odeur, d'une saveur styptique, amère et caustique. Il cristallise en lames transparentes, soluble dans l'eau distillée et l'alcool.

En odontotechnie nous n'employons pas très couramment ce caustique alcalin en raison de la teinte noire qu'il est susceptible de communiquer aux points de contact avec les tissus dentaires. Cependant il a donné de très bons résultats dans le traitement des caries des 1ᵉʳ et 2ᵉ degrés sensibles (sous forme de cristaux), dans les petites caries en coup d'ongle que l'on rencontre assez souvent au collet des dents, sortes d'exulcérations d'une vive sensibilité et que le moindre contact, voire le simple attouchement avec l'ongle suffit à exarcerber la douleur et à la rendre semblable au passage d'un courant électrique dans toute la dent. Certains praticiens l'ont mélangé à la pâte de Hill pour former une obturation temporaire dans les cas où il était impossible d'obtenir l'abolition complète de la sensibilité (Dubois). Réservé de préférence pour le traitement des molaires, en raison du phénomène colorant qu'il est susceptible d'imprimer aux dents.

C'est, si l'on peut s'exprimer ainsi, *un cicatrisant des tissus dentaires*. Ainsi par exemple s'il a été appliqué en pansement temporaire, incorporé à la pâte de Hill dans les cavités éminemment sensibles et à dentine ramollie (comme c'est le cas chez les enfants) lorsqu'au bout d'un certain laps de temps on retire le pansement il n'est pas extraordinaire de trouver l'ivoire durci — (ce phénomène s'observe également avec les obturations à l'amalgame de cuivre). On peut de même déposer au fond d'une cavité sensible (de molaire), une lamelle de gutta au nitrate (voir au formulaire), et recouvrir d'une obturation définitive. Autant que possible ne pas mettre le nitrate dans une cavité dont le fond est en contact trop immédiat avec la pulpe dentaire, — badigeonner à l'aide d'une boulette d'ouate trempée dans une solution à 10 °/₀ le fond des cavités à caries molles avant de procéder à l'obturation — dans le cas où on serait dans le voisinage immédiat de la pulpe — neutraliser presque immédiatement avec une irrigation d'eau contenant du chlorure de sodium.

Le badigeonnage du collet des dents avec une solution à 8 °/₀ dans le cas de déchaussement c'est-à-dire lorsqu'on aperçoit le cément et que les impressions thermiques, ainsi que le contact de certains mets se font désagréablement sentir, amènera au bout de quelques jours une amélioration notable.

On peut également mettre à contribution ses propriétés modificatrices et escharotiques (sur l'épiderme il produit une eschare noirâtre et sur les muqueuses une eschare blanchâtre). pour combattre certaines affections de la muqueuse buccale ; étant un puissant modificateur des tissus, il est par conséquent d'une grande efficacité, contre les affections de mauvaise nature ; pour combattre la gangrène de la bouche, les gingivites ulcéro-membraneuse, fongeuse ; les aphtes, les plaques muqueuses, la gingivite phagédénique.

Il est aussi très efficace appliqué au collet des dents pour arrêter la suppuration qui vient y sourdre dans l'ostéo-périotiste. (*Neutraliser toujours après.*)

En solution à 5 °/₀ sous forme de badigeonnage, d'insinuations intergingivales et collets dentaires, pour prévenir la carie dentaire, aider à la dissociation du tartre ; dans le cours des grandes pyrexies comme désinfectant buccal, dans ce dernier cas il modifie de suite la fétidité de l'haleine et prévient la formation de caries.

On l'emploie sous forme de petits crayons (pierre infernale), de collutoires, de solution. On devra rejeter les crayons quand on aura à cautériser trop avant dans la cavité buccale. Certains praticiens emploient une solution caustique de nitrate d'argent, de 10 à 15 centigrammes pour 30 grammes d'eau distillée ou de glycérine (appliquée à l'aide d'un pinceau ou d'un bâtonnet) dans l'abrasion mécanique, l'érosion chimique.

Les solutions à prescrire aux malades peuvent varier de 0 gr. 50 à 1 °/₀ d'eau distillée (V. au formulaire).

Neutralisant : l'eau salée (avec le chlorure de

sodium il forme un chlorure d'argent), l'eau salée combat efficacement la saveur amère du nitrate.

Antidotes : eau salée, émollients.

Décolorants : iodure de potassium, hyposulfite de soude.

Benjoin (Teinture de)

STIMULANT. — ASTRINGENT

La teinture de benjoin est le produit de la dissolution du benjoin en larmes dans l'alcool ; c'est un liquide transparent, jaune rougeâtre, d'une odeur suave, d'une saveur légèrement âcre et astringente.

Nous nous servons généralement de coton trempé dans la teinture de benjoin pour recouvrir les cotons médicamenteux introduits dans les cavités cariées. C'est en quelque sorte un pansement protecteur, occlusif.

Dans certaines caries du premier ou du deuxième degré on retirera de très bons effets de l'introduction dans la cavité, d'une simple boulette de coton trempée dans la teinture de benjoin. Voire dans le troisième degré associé à un atome de cocaïne elle calmera fort bien la pulpite ou bien

<pre>
Teinture de benjoin . . . .   10 grammes
Novocaïne.   1   —
</pre>

Recouvrir d'un tampon occlusif.

(V. stérésol).

Bicarbonate de soude (CO³ NaH)

ANTI-ACIDE — ABSORBANT

(*Carbonate acide de sodium, sel de Vichy*). Poudre blanche cristalline, de saveur fade et urineuse — soluble dans l'eau, la glycérine, insoluble dans l'alcool — s'obtient en saturant le carbonate neutre par l'acide carbonique. S'emploie dans tous les cas où l'on désire obtenir une réaction alcaline — les solutions alcalines jouent un grand rôle en stomatologie pour neutraliser ou modifier les sécrétions buccales acides.

Le muguet cède sous l'influence des solutions alcalines ou de l'eau de Vichy.

Le bicarbonate de soude a également le pouvoir de fluidifier la salive lorsque celle-ci est par trop visqueuse — bon également pour prévenir la carie dentaire (voir formulaire). Il entre aussi dans les formules de recalcification (*idem* formulaire).

Nous avons retiré de très bons effets du bicarbonate de soude, dans quelques cas de carie dentaire au deuxième degré profond, alors que la dentine altérée, d'apparence cornée, se soulève assez facilement par couches sous l'action de la rugine, et qu'une sensibilité notable règne pendant la manœuvre opératoire (dentinite), il nous est arrivé d'annihiler cette sensibilité en remplissant, à différentes reprises, pendant la préparation, la cavité pathologique avec du bicarbonate de soude pur. (Nous l'avons également employé à raison de deux parties pour une de chlorhydrate de cocaïne, dans ce cas, l'effet désiré était plus rapidement obtenu et plus durable. — Néanmoins, ce sel de soude employé seul est très efficace.) Nous éliminions ensuite la poudre de la cavité, au bout de quatre à cinq minutes d'application, à l'aide d'une irrigation d'eau élevée à la température de la cavité buccale.

Nous avons été amené à employer cet agent dans ces sortes de caries, parce que, comme nous agissions dans le voisinage d'un pulpe irritée consécutivement à l'excessive acidité du milieu, nous nous sommes dit qu'en alcalinisant les tissus, nous abolirions probablement la sensibilité. C'est alors que nous avons pensé au bicarbonate de soude qui, dans ce cas, joue non seulement le rôle d'absorbant sur la dentine, mais exerce encore, sur la pulpe dentaire, une action topique semblable à celle qu'il produit sur la muqueuse stomacale dans certains états dyspeptiques.

Pour nettoyer la bouche :

Bicarbonate de soude.	5 grammes
Eau distillée.	100 —

(Miller)

Bain dentifrice préventif de la carie dentaire

Bicarbonate de soude.	10 grammes
Phosphate de chaux	5 —
Carbonate de chaux	5 —
Saccharine.	0,05 centigr.

Une cuillère à café de cette composition par verre d'eau pour baigner les arcades dentaires plusieurs fois par jour, mais surtout matin et soir — garder en bouche quelques instants — aromatiser au goût du client si besoin — remuer le contenu avant chaque gorgée, les sels se déposant au fond du verre (à employer dès le jeune âge).

Bleu de méthylène ($C^{16}H^{18}Az^3SC + 3H^2O$)

ANTISEPTIQUE. — ANALGÉSIQUE

Définition : Chlorure de tétraméthylthionine, dérivé de la houille (couleurs d'aniline) pyoctanine (Stilling).

Propriétés physiques et chimiques : Poudre bleu surah, soluble dans l'eau : 5 °/₀ dans l'alcool, la glycérine, antiseptique et analgésique.

Avantages : à employer chez les tuberculeux.

Inconvénients : à proscrire chez les albuminuriques.

Usages généraux : à l'intérieur : contre les névralgies à la dose de 0,05 à 0,50 centigrammes en cachets ou en pilules.

Usages spéciaux : à l'extérieur : en poudre contre les ulcérations linguales survenues à la suite du traitement mercuriel, en solution, collutoire ou mixture contre la stomatite ulcéro-membraneuse ; l'angine de Vincent (Chauffard, Siredey) à 10 °/₀, gingivite expulsive, clapiers alvéolaires.

Bleu de méthylène.	10 grammes
Alcool à 90°	50 —
Glycérine neutre	50 —

M. s. a. (appliquer avec un pinceau).

Au traitement des dents : dans les suppurations (caries du 4ᵉ degré compliquées avec périostite fistules etc.), désinfection des canaux, porté sur les mèches à l'aide de la formule ci-dessous :

Bleu de méthylène. . . . . 10 grammes
Alcool . . . . 90 —
   M.

Ces pansements seront particulièrement appréciés chez les sujets tuberculeux ou phtisiques.

Ils se font comme à l'ordinaire.

Borax (NaO², 3O³ + 10HO)

SOUS-CARBONATE DE SOUDE. — BORATE DE SOUDE. — BIBORATE DE SOUDE. — ALCALIN, DIURÉTIQUE, MODIFICATEUR, ANTIPUTRIDE.

Le borax se trouve dans les eaux de certains lacs de l'Asie, de la Chine.

On fait évaporer et on traite par de l'eau de chaux. On obtient ainsi du borax nature. Mais le plus souvent on le fabrique artificiellement en saturant l'acide borique naturel.

Il se présente sous forme de gros cristaux opaques, d'une saveur alcaline, sans odeur, soluble dans l'eau, insoluble dans l'alcool. Ce sel a la propriété d'être un des meilleurs antiputrides et antifermentescibles ; il détruit les organismes inférieurs qui vivent dans les milieux acides.

Il est beaucoup employé pour combattre les affections des muqueuses gingivale et buccale. On l'emploie à l'extérieur sous forme de collutoire, lotions, gargarismes, pastilles, etc., contre les aphtes, le muguet, les angines, les ulcères des gencives.

Lotion

Borate de soude . . . . 10 à 20 grammes
Eau de laurier-cerise. . . . . 300 —

Quincerot   6

En pommade

Borax pulvérisé.	3 grammes
Axonge.	30 —

Glycéré

Borate de soude pulvérisé. . .	3 grammes
Glycérine.	30 —

Autre

Borate de soude pulvérisé. . .	20 grammes
Glycérine pure.	20 —

Aphtes, muguet (Blache)

Collutoire (Roy)

Borate de soude	1 gramme
Saccharine.	0 gr. 25
Glycérine pure	25 grammes
M.	

Collutoire

Borax pulvérisé.	5 grammes
Miel.	30 —

Autre

Borate de soude pulvérisé. . .	20 grammes
Miel blanc	20 —

(Trousseau)

Gargarisme

Infusion de ronces	250 grammes
Borax	10 —
Miel rosat.	40 —

Autre

Borate de soude	10 grammes
Eau chaude	200 —
Teinture pyrèthre.	⎫ āā X gouttes
Essence de menthe	⎭

(Gubler)

Capsicum-bags (emplâtre dentaire).

RÉVULSIF, RUBÉFIANT, IRRITANT, DÉRIVATIF

Le *Capsicum-bags* est une sorte de petit sachet de toile fine contenant du poivre de Cayenne, en poudre, inventé par le Dr Flagg. S'emploie davantage dans la périostite dentaire pour faire de la révulsion extragingivale lorsque la teinture d'iode, les pointes de feu n'ont amené aucun résultat. Les dépôts dentaires vendent également des petits disques de peau de chamois (genre sinapisme en feuilles) d'autres en forme de demi-lune recouverts d'une feuille de caoutchouc comme isolant jugal, préparés à l'aide d'une solution alcoolique de capsicum, dans laquelle on fait entrer 18 °/₀ environ de teinture de cantharides. Le collodion cantharidé peut produire le même résultat. Limiter et protéger le champ opératoire.

Laisser l'emplâtre en place au moins une heure et plus s'il y a lieu.

Chloral, Hydrate de chloral ($C^2HCL^3 + H^2O$)

CAUSTIQUE. — ANTISEPTIQUE. — HYPNOTIQUE

Le *chloral* découvert en 1831, par Justus Liebig, a été ensuite étudié par Dumas et ce fut Liebrech qui en introduisit l'usage en thérapeutique. Puis Gubler, Demarquay et Cl. Bernard l'étudièrent tour à tour.

L'hydrate de chloral s'obtient en ajoutant 12 gr. 25 d'eau distillée à 100 grammes de chloral anhydre.

L'hydrate de chloral obtenu par évaporation cristallise en prismes rhomboïdaux d'aspect saccharoïde, blancs, d'une odeur éthérée, piquante, laissant un arrière-goût fade, d'une saveur amère : ces cristaux sont gras au toucher. Très soluble dans l'eau, moins dans l'alcool, l'éther, la glycérine. En odontologie, à l'aide de l'hydrate de chloral on obtient d'excellents effets : 1° pour combattre la pulpite, 2° la périodontite.

Dans la pulpite. — On introduit dans la cavité cariée un cristal de chloral, on le laisse un instant ainsi afin qu'il entre en déliquescence, puis on recouvre d'un léger tampon occlusif en prenant soin de ne pas le pousser trop avant dans la cavité. Il n'est pas besoin de recommander que pendant le manuel opératoire on doit éviter l'afflux de la salive vers le point où l'on opère.

Contre la périodontite. — On retire de très bons effets des badigeonnages de chloral sur la gencive et entre la gencive et la dent, c'est-à-dire qu'on insinue les barbes d'un pinceau préalablement trempées dans une solution du chloral, entre le bord libre de la gencive et le collet de la dent affectée faire pénétrer jusqu'au ligament.

Dans ce cas, si c'est le dentiste qui l'emploie, il pourra mélanger le chloral avec la glycérine dans la proportion de 1/5 à 1/3 de chloral.

On peut aussi l'employer pur dans les caries du deuxième degré afin de combattre la sensibilité de l'ivoire et permettre de préparer la cavité et de l'obturer (Voir *Chlorure de zinc*, cas n° 1, *modus faciendi*).

Le Dr David conseillait d'employer une solution

de chloral hydraté à 2 °/₀ d'eau. Comme injection antiseptique pour laver les alvéoles après l'extraction d'une dent, faire pendant quelques jours des lavages assez fréquents, afin de combattre les accidents inflammatoires (*post-opératoires*) qui pourraient survenir. *C'est un bon antiseptique buccal.*

On l'a aussi employé à l'intérieur comme hypnotique pour pratiquer l'avulsion des dents chez les enfants, mais nous ne conseillons guère ce procédé. (Le voici néanmoins à titre de document.)

« Anesthésie chirurgicale chez les enfants : 3 à 4 grammes de chloral, suivant l'âge de l'enfant, procurent de l'anesthésie au bout de vingt minutes, et alors on peut pratiquer l'extraction de la dent : l'enfant se réveille trois ou quatre heures après » (moyen employé à l'hôpital des Enfants-Malades, Extrait du *Cosmos dentaire*, 1876). Comme on le voit, ce procédé n'est pas très pratique, en raison de la longueur de l'hypnose.

La dose de chloral nous paraît excessive ; voici du reste d'après Manquat les doses :

Toxicité	Doses assoupissantes	Doses mortelles
Enfants . . .	0,1 à 1 gr.	2 gr. à 3 gr.
Adultes . . .	2 gr. à 3 gr.	5 gr. à 10 gr.

Procédé de Trélat, non comme anesthésique mais pour produire de l'hypnose, de la torpeur de façon à opérer le patient sous le fait d'une espèce d'insensibilité tout en lui permettant d'obéir aux injonctions de l'opérateur, sous forme de potion prise en deux fois à un quart d'heure d'intervalle. Au bout d'une demi-heure les symptômes d'engourdissement commenceront à se manifester et alors on pourra intervenir chirurgicalement. (Voir Scopolamine.)

Chloral.	4 à 8 grammes
Sirop de morphine.	30 à 40 —
Eau distillée ou bouillie. . . .	125 —

Collutoire à employer sur les gencives pour calmer les douleurs soit d'une périostite, soit de la poussée d'une dent de sagesse.

Hydrate de chloral.	3 à 4 grammes
Glycérine neutre.	30 —

Le sirop de chloral à la dose d'une cuillerée à soupe dans un verre d'eau ou de tilleul au moment du coucher est excellent dans les cas de névralgies, de douleurs dentaires, etc., il procure un sommeil profond et réparateur.

Le chloral serait regardé comme le véritable antidote de la cocaïne (V. Cocaine).

Chlorate de potasse (KO, ClO⁵)

Le chlorate de potasse est un sel anhydre ; ses cristaux sont incolores, d'une saveur urineuse. Soluble dans l'eau froide, plus dans l'eau bouillante.

On obtient ce sel en décomposant une solution de carbonate de potasse par un courant de chlore.

Le chlorate de potasse est un spécifique des stomatites en général et des stomatites métalliques en particulier. Il est en même temps diurétique et modérateur de la circulation. Son absorption est extrêmement rapide (Andouard).

En odonto-stomatologie. — On emploie ce sel

en gargarismes, en collutoires, en lotions, sous forme de pastilles pour combattre les ulcérations de la bouche, la gingivite mercurielle, le scorbut, le cancroïde, sous forme de gargarisme, contre l'haleine fétide, provoquée par un état dyspeptique de l'estomac. On l'emploie aussi contre le muguet, les aphtes, la glossite dentaire, les douleurs de dentition.

Pour certains praticiens le chlorate de potasse est regardé comme un des meilleurs antiseptiques de la cavité buccale. En effet : pour le Dr P. Unna (de Hambourg), le procédé le plus efficace de désinfection buccale consisterait à se nettoyer les dents avec une brosse abondamment chargée de chlorate de potasse finement pulvérisé. Il va sans dire qu'après ce nettoyage, la bouche doit être rincée soigneusement avec de l'eau.

Employé de cette façon, le chlorate de potasse exerce une action antiseptique puissante, d'une part, en vertu de ses propriétés microbicides et, de l'autre, en provoquant une hypersécrétion des glandes salivaires et muqueuses, hypersécrétion qui contribue très efficacement à l'expulsion des débris alimentaires et des bouchons épithéliaux et muqueux.

Le nettoyage des dents au chlorate de potasse laisse après lui une sensation de fraîcheur qui, de même que l'effet antiseptique du médicament, s'étend jusqu'aux amygdales et au pharynx. Il constitue le meilleur moyen à employer pour combattre la fétidité de l'haleine, et c'est aussi un excellent prophylactique contre les angines infectieuses et la diphtérie.

L'emploi du chlorate de potasse en substance n'est pas douloureux pour une muqueuse buccale saine, mais il le devient dès qu'il existe des érosions, comme, par exemple, dans la stomatite mercurielle. Toutefois, la douleur que provoque le médicament, dans ces conditions, est non seulement supportable et de courte durée, mais elle est encore utile, en ce sens qu'elle indique l'existence de lésions buccales. D'ailleurs, elle disparaît rapidement, l'usage du chlorate de potasse pour la toilette de la bouche et des dents étant un des procédés thérapeutiques les plus efficaces à employer contre la stomatite mercurielle. (V. Salvarsan.)

Aux personnes qui, pour une raison ou pour une autre, ne voudraient pas se servir de chlorate de potasse pur, on peut prescrire une pâte dentifrice composée de craie préparée, de poudre d'iris, de savon et de glycérine et qui contiendrait en outre. 50 °/₀ de chlorate de potasse.

L'usage du chlorate de potasse en substance doit être réservé aux adultes. Il ne faut pas l'employer chez les enfants à cause des dangers d'intoxication qui pourraient résulter de la déglutition de ce sel.

En général, si possible il est préférable de l'administrer sous forme de pastilles sans sucre.

Solution

Chlorate de potasse.	2 à 5 grammes
Eau.	500 —

Gargarisme

Chlorate de potasse.	10 grammes
Eau distillée	250 —
Sirop de mûres	50 —

(*Codex*)

Potion contre la stomatite mercurielle

Chlorate de potasse.	2 à 4 grammes
Sirop de limon ou de framboise .	30 —
Eau	150 —

(Herpin)

L'iodure de potassium et le chlorate de potasse, formant un iodate de potasse excessivement toxique : il sera bon de ne pas les employer ensemble.

Dans les manipulations de laboratoire, lorsqu'on broiera le chlorate de potasse avec certains corps pour l'associer à des poudres dentifrices, il y aura lieu de prendre des précautions, car il est susceptible de former des mélanges détonants capables de faire éclater le mortier, surtout à la trituration et par la suite de blesser le manipulateur.

En général contre la stomatite mercurielle employer les préparations au chlorate de potasse qui est le véritable spécifique de cette affection à la dose de 2, 5 et 10 °/₀. De plus, adopter les doses minima afin d'augmenter progressivement si besoin est ; pour certains médicaments c'est le contraire qui doit se produire comme par exemple, avec le salicylate de soude qui doit débuter par des doses massives pour aller *decrescendo*, etc.

Chlorétone

ANALGÉSIQUE. ANTISEPTIQUE

Le *chlorétone* ou alcool tri-chlorure butilique, est obtenu par une combinaison du chloroforme avec l'acétone, se présente sous forme de cristaux, solubles dans l'alcool, l'éther, le chloroforme, la glycérine, moins dans l'eau. Le chlorétone est doué de propriétés analgésiques et antiseptiques légères, ce produit a été étudié par notre confrère Hugot [1].

Usages dentaires : contre la pyorrhée, pulvériser des cristaux et les insinuer entre la gencive et les dents, contre la sensibilité de la dentine, placer quelques cristaux dans la cavité et y laisser tomber (à l'aide du compte-gouttes préalablement mis à l'étuve pour éviter le froid produit par l'éther) une goutte d'éther, procéder de la même manière pour aseptiser les pulpes mises à nu, de même pour la pulpectomie on peut l'associer à la cocaïne et procéder également par compression ; dans les caries du 4e degré, il trouve son emploi associé 10 à 15 °/₀ avec la teinture d'iode, il rend celle-ci plus tolérable. Au pansement des canaux on peut l'appliquer sous la formule suivante :

Chlorétone.	3 grammes
Camphre.	2 —
Essence de girofle	0,50 centigr.
Essence de cajeput.	5 grammes

(Voir : Dentalone).

Choroforme (C^2HCL^3)

ANESTHÉSIQUE. — ANTISPAMODIQUE
ANTISEPTIQUE PUISSANT, DESSICCANT

Le choloroforme est un liquide incolore, transparent, très fluide, très volatil, d'une saveur brûlante éthérée et sucrée, d'une odeur rappelant celle

1. *In : Journal odontologique* (mars 1908).

des pommes de reinette ; lorsqu'on le respire, il procure une forte sensation de chaleur le long des voies respiratoires et une sorte d'âcreté qui se localise à la face postérieure des dents antérieures de la mâchoire inférieure qui persiste quelquefois fort longtemps.

Ce liquide fut découvert en 1831, il s'obtient au moyen de l'alambic, c'est à-dire par distillation, ininflammable à l'état pur.

Le chloroforme se prépare en traitant l'alcool par l'hypochlorite de chaux (procédé de Subeyran et Liebig). Le chloroforme est un des plus puissants anesthésiques que nous possédions encore aujourd'hui. C'est à Flourens que l'on doit la constatation des propriétés anesthésiques du chloroforme, 1847. Peu employé pour les opérations de chirurgie dentaire proprement dite à cause de leur peu de durée, cependant dans certains cas, on doit le préférer aux anesthésiques locaux ou généraux rapides, lorsqu'on a plusieurs dents à extraire ou lorsqu'on juge que l'opération sera laborieuse ; dans les cas où le malade est trop pusillanime, c'est le moyen par excellence de *l'empêcher d'assister à l'opération*, ce qui est un inconvénient pour les anesthésiques locaux ou rapides, dans ce cas, on n'est pas forcé de pousser avant l'anesthésie, c'est un puissant auxiliaire dans les opérations où il y a de la constriction des mâchoires car il a le pouvoir d'amener la résolution musculaire, ce qui est dans ce cas un facteur de la plus haute importance. On le donne en combinaison avec l'oxygène, ce dernier semblerait être son antidote naturel. (Voir *Anesthésiques généraux*.)

USAGES DENTAIRES

On se sert également du chloroforme dans tous les degrés de la carie dentaire, on l'emploie pur ou associé à d'autres agents thérapeutiques.

Sur une boulette, introduit dans une dent cariée à n'importe quel degré il procurera la plupart du temps du soulagement (en l'absence de salive).

Dans les caries du 4° degré, comme antiseptique à action rapide, certains praticiens (Bonnard) se font fort d'obturer en une séance sans crainte de récidive une dent atteinte de carie au 4ᵉ degré dans le ou les canaux de laquelle ils auront procédé à l'écouvillonnage à l'aide d'un certain nombre de mèches saturées de chloroforme jusqu'à ce que la dernière sorte indemne de la cavité. A vrai dire, ce traitement nous paraît excellent, nous-même l'avons essayé (mais nous préférons plusieurs séances à l'obturation immédiate qui ne doit se tenter que dans des cas particuliers et d'absolue nécessité). Au chloroforme, pur, j'ai adjoint du menthol, de l'acide thymique non seulement pour ajouter au pouvoir antiseptique, mais afin de masquer l'odeur du chloroforme qui ne plaît pas toujours aux femmes, surtout à celles qui ont subi la narcose chloroformique.

Chloro-Mentho-Thymol

Chloroforme. . . . . 40 grammes
Menthol cristallisé . . . . 0,15 centigr.
Acide thymique cristallisé . . . 0,15   —
    M.

Nous avons également composé une formule où nous faisons entrer en plus du menthol et de l'acide thymique, de la cocaïne, de la morphine et du trioxyméthylène et que nous réservons à des cas plus spéciaux c'est-à-dire plus compliqués : caries au 3ᵉ degré, pulpe ou filets pulpaires à conserver, 4ᵉˢ degrés pansement des canaux, le camphre dans ce cas, pourra lui être associé pour mèches à demeure.

Dans les canaux bourbeux, le *chloroforme* est supérieur pour le nettoyage. Ne pas craindre de faire couler du chloroforme dans la dent, également dans une carie du 4ᵉ degré provoquant de la douleur, rien que le fait de faire couler le liquide suffit à amener une amélioration sensible ; recouvrir immédiatement d'un composé occlusif peu serré, opérer à l'abri de la salive. Nous avons désobturé et pansé au chloro-menthol pendant dix séances des petites molaires supérieures traitées minutieusement à l'iodoforme et ayant produit malgré cela des fistules gingivales qui fonctionnaient encore au moment où nous avons repris le traitement (obturées depuis 5 ans environ). Revues deux ans après, les fistules n'avaient pas reparu.

Le chloroforme très légèrement mentholé 0,05 pour 40 grammes, peut s'employer en badigeonnage gingival avant de procéder aux piqures intra-gingivales tant pour masquer la sensation de pénétration de l'aiguille que pour aseptiser le champ opératoire.

On emploie également l'eau chloroformée pour l'asepsie de la bouche et des dents, les irrigations dans les cavités cariées, comme détersif pour rendre plus actifs les pansements, en gargarismes,

.comme antiseptique et calmant de certaines gingivo-stomatites dans les sinusites, etc. (Dose 1/100.)

Le Dr Spaat recommande la formule suivante comme hémostatique :

Comme hémostatique

Chloroforme . . . .   2 grammes
Eau distillée. 100   —
M.

On l'emploie aussi contre les névralgies, appliqué sur la région malade où l'on veut obtenir l'abolition de la douleur ; quelques gouttes versées sur une compresse de toile que l'on aura préalablement trempée dans l'eau et de laquelle cette dernière aura été exprimée.

En liniment.

Huile morphinée . . . . 24 grammes
Chloroforme   6   —
M.

On le fait également entrer dans une foule de mixtures contre l'odontalgie, on s'en sert également pour dissoudre la gutta, etc., etc.

L'*eau chloroformée* officinale 1/100 rend également de très grands services en gargarismes, en irrigations, pure ou additionnée de la moitié de son volume d'eau bouillic en lavages alvéolaires après extraction ; dans toutes les cavités pathologiques.

Composition chimique du chloroforme

Carbone 10.16
Hydrogène 0.84
Chlore 89
                                   ———
                                   100

Antidotes. — Tube stomacal, vomitifs, inhalations de nitrite d'amyle, frictions chaudes, etc., etc. (V. anesthésiques.)

Chlorure de chaux (CaO, ClO)
Hypochlorite de chaux

ANTIPUTRIDE. — DÉSINFECTANT ABSORBANT, DESSICCANT. PRÉVENTIF DE L'HÉMORRAGIE

Le chlorure de chaux sec est une poudre blanche et amorphe ; son odeur rappelle celle du chlore, sa saveur est âcre, amère et piquante, excessivement avide d'hydrogène ; aussi se dissout-il facilement dans l'eau. Les acides le décomposent.

A l'exemple du chlore, l'hypochlorite de chaux agit sur les matières organiques en leur enlevant leur hydrogène.

On obtient le chlorure de chaux en faisant arriver jusqu'à saturation du chlore dans des vases ou même dans des chambres closes dans lesquelles on a disposé de la chaux éteinte (Dorvault).

Il existe aussi dans les matériaux salpêtrés et dans quelques eaux minérales (Gubler).

En chirurgie dentaire, le chlorure de chaux n'était guère employé que pour le blanchiment des dents nécrosées ; mais on peut, d'après les expériences que j'ai faites, l'employer comme désinfectant et surtout comme dessiccant dans les caries du quatrième degré compliquées d'abcès, fistules.

Il a de plus l'avantage sur les autres antiseptiques universellement employés dans ce cas (*acide phénique, créosote, thymol, iodoforme*, etc.), d'agir plus promptement, d'être un dessiccatif, un cicatrisant puissants possédant une grande propriété celle de ne jamais déterminer de poussée inflammatoire (périostite) dans le cours du traitement.

Hémostase préventive [1]. — Le Dr Wallis, de Londres, administre le chlorure de chaux par petites doses, pendant les huit jours qui précèdent la date fixée pour une avulsion dentaire. Il prétend que par son procédé les dents sont avulsées sans la plus petite hémorragie chez les hémophiles, alors que trente-six heures consécutives il avait dû auparavant pratiquer l'hémostase chez ces mêmes sujets non soumis préalablement à sa méthode. Il trouve également son emploi pour combattre la stomatite ulcéro-membraneuse sous la forme du collutoire suivant :

Chlorure de chaux.	3 grammes
Glycérine	30 —

(Lyon)

I. *Carie dentaire du quatrième degré*

Dans ce cas, si on a affaire à une dent cariée au quatrième degré, sans abcès ni fistule, on procédera à la préparation de la dent comme il est dit (au cas n. 3, *Acide phénique*), seulement, au lieu d'introduire des mèches dans les canaux, on déposera tout simplement dans la cavité cariée gros comme une petite lentille du chlorure de chaux en poudre qu'on foulera très légèrement et que l'on recouvrira d'une couche d'ouate sèche. et enfin, pour empêcher l'accès des liquides buccaux, on obturera avec une boulette de coton imprégnée de collodion

1. V. perchlorure de fer.

ou d'un vernis quelconque, voire de gutta dentaire : le lendemain on retirera le pansement, puis on pressera légèrement à l'entrée de la cavité de la dent une boulette de coton fortement imprégnée d'eau oxygénée et aussitôt on injectera de l'eau pour enlever complètement le magma formé par le chlorure de chaux ; ensuite on séchera les canaux et on replacera le pansement comme il est dit précédemment ; ainsi de suite jusqu'à disparition complète d'odeur putride. (*Air chaud conjointement*).

2. *Carie dentaire du quatrième degré avec trajet fistuleux*

Si une carie du quatrième degré se trouve compliquée d'un trajet fistuleux et que celui-ci ait une ouverture peu prononcée, nous l'agrandissons, afin de bien faire évacuer le pus et de donner, si possible est, issue par le trajet fistuleux au liquide devant être injecté dans la cavité dentaire. Le liquide à injecter sera tout simplement de l'eau tiède légèrement additionnée de quelques gouttes d'eau oxygénée ou une solution très faible de permanganate de potasse, ou encore même de préférence, de l'eau chloroformée. On fera deux ou trois injections par séance (ces injections seront douloureuses dans les premiers jours du traitement, puis, au fur et à mesure que la guérison s'opérera, elles le seront de moins en moins) jusqu'à occlusion complète du trajet fistuleux ; après cela on se contentera d'une légère injection d'eau additionnée d'eau oxygénée pour enlever le chlorure de chaux.

Le mode opératoire est le même que pour la carie du quatrième degré mais en foulant la poudre dans les canaux (voir ci-dessus n° 1) ; comme complément nous aurons un collutoire.

Le malade se badigeonnera deux ou trois fois par jour, à l'aide d'un pinceau trempé dans de la teinture d'iode, la surface de la muqueuse gingivale entourant le trajet fistuleux.

LE CHLORURE DE CHAUX SEC EMPLOYÉ POUR BLANCHIR LES DENTS NÉCROSÉES

Modus operandi. — Après avoir réséqué de la cavité cariée toute la dentine désorganisée, nettoyé et bouché provisoirement le canal dentaire, on lavera à l'alcool ou à l'eau oxygénée, puis on séchera la cavité à blanchir. Ensuite, on emplira cette cavité de chlorure de chaux en poudre, introduit soit sur une boulette de coton, soit à l'aide d'un fouloir [1], puis on fera là-dessus une légère obturation provisoire, juste ce qu'il faut pour empêcher aux liquides buccaux de pénétrer dans la cavité. Admettons que nous retirions le pansement quinze minutes après qu'il aurait été fait, on enlève le chlorure de chaux, puis à l'aide d'une rugine on gratte légèrement les parois de la cavité, ensuite on essuie ces parois à l'aide d'une petite boulette d'ouate imprégnée d'eau oxygénée, si la dent n'a pas atteint le degré d'éclaircissement que l'on pensait obtenir, il faut recommencer jusqu'à satisfaction. On peut

---

1. Employer des instruments en platine, bois ou os.

aussi laisser le pansement jusqu'au lendemain. Dès que l'on aura obtenu satisfaction, on nettoiera la cavité de la dent avec de l'eau oxygénée, puis quelques instants après avec de l'alcool absolu. Après quoi, on pourra procéder *secundum artem* à l'opération de l'obturation. (Assécher à l'air chaud avant chaque application, en projeter sur la dent, le pansement étant en place.)

À l'intérieur, on emploie aussi le chlorure de chaux pour combattre la gangrène de la bouche.

Voici une formule extraite de l'*Art du dentiste* de Harris (trad. Andrieu) et employée par le Dr Dunglison :

Chlorure de chaux	50 centigr.
— soude liquide	VIII gouttes
Sirop simple	8 grammes
Eau	120 —
M.	

Dose. — Une cuillerée à dessert toutes les trois heures pour un enfant de six ans.

Chlorure mercurique (HgCl^2)

ANTISEPTIQUE PUISSANT, PARASITICIDE, TOXIQUE
SUBLIMÉ CORROSIF, BICHLORURE
OU DEUTOCHLORURE DE MERCURE

Se présente à nous sous forme d'une poudre blanche inodore, d'une saveur métallique, âcre, caustique, peu soluble dans l'eau froide, il l'est davantage dans l'eau chaude, surtout si l'on y ajoute un peu de chlorure de sodium (l'adjonction de chlorure de sodium aux solutions de sublimé en atténuent la causticité), ou d'acide tartrique, ce dernier a même l'avantage de s'opposer à l'altération des solutions de sublimé ; soluble dans l'alcool, l'éther, la glycérine.

Le sublimé, comme l'antipyrine, s'emploie à propos de tout et de rien. C'est même quelquefois à tort qu'on l'emploie car il est d'autres antiseptiques aussi énergiques et qui n'ont pas comme lui, le grave inconvénient d'attaquer, de corroder, voire même de nécroser les corps ou tissus avec lesquels on les met en contact.

On l'emploie le plus souvent sous forme de liqueur de Van Swieten dont voici la formule :

Bichlorure de mercure . . . . 1 gramme
Alcool. . . . . 100 —
Eau distillée . . . . 900 —

Cette solution s'utilise à la dose d'une cuillerée à café ou à soupe dans un verre d'eau pour faire des gargarismes ou des irrigations. Beaucoup employé il y a quelques années au traitement des canaux dentaires. il a été délaissé par beaucoup de praticiens en raison surtout de la coloration noirâtre qu'il communiquait aux dents (*Voir au Formulaire les compositions de Witzel*), de plus, l'antisepsie ne se faisait pas toujours comme on était en droit de l'espérer, combien de caries au quatrième degré traitées par le sublimé n'ont pas été sans provoquer, dans la suite, l'apparition de fistules gingivales ? car son emploi prolongé est également susceptible d'amener de la mortification des tissus. A la désinfection des instruments il trouve son emploi en dépit de l'oxydation qu'il produit.

Antidotes. — En cas d'intoxication : 1. vomitifs (ipéca) ou pompe stomacale ; 2. Faire absorber 5 à 6 blancs d'œufs pour deux verres d'eau. Donner cette préparation albumineuse par fractions et faites évacuer l'estomac à chaque fois, dans la suite boissons émollientes.

Chlorure de zinc (ZnCL)

CAUSTIQUE ÉNERGIQUE. — ESCHAROTIQUE PUISSANT
ANALGÉSIQUE, ANTIPUTRIDE

Matière médicale. — Le chlorure de zinc est un sel qui se présente à nous sous forme de cristaux blancs, sans odeur, d'une saveur astringente caustique et cuisante, très soluble dans l'eau.

Ce corps étant très avide d'hydrogène, entre très facilement en déliquescence.

Usages thérapeutiques. — En chirurgie dentaire on emploie le chlorure de zinc :

1. A l'état cristallisé, pour cautériser l'émail ou la dentine dans les caries du premier et du deuxième degrés afin de combattre au moyen des propriétés analgésiques de ce sel, la sensibilité, la douleur résultant de l'hyperesthésie des tissus composant la partie solide de la couronne dentaire (émail, dentine). Peut-être aussi dans ces cas agit-il comme absorbant sur les fibrilles dentaires ?

2. Egalement à l'état pur pour abolir ou atténuer la sensibilité dans les cas d'usure mécanique des dents, d'abrasion.

3. En solutions étendues, pinceau ou seringue.

Dans la résorption alvéolaire avec ébranlement des dents.

4. En insinuations ou instillations entre le bord libre de la gencive et le collet des dents, dans les culs-de-sac et clapiers alvéolaires, dans l'ostéo-périostite alvéolo-dentaire (pyorrhée).

En badigeonnage à l'aide d'un pinceau dans la gingivite fongueuse hémorragique, également après le nettoyage des dents (ablation chirurgicale du tartre), dans ce dernier cas en solution légère (cinq à six gouttes dans un verre à liqueur d'eau bouillie), faire rincer aussitôt la bouche avec eau aromatisée de dentifrice — après l'ablation du tartre il a l'avantage d'être un puissant modificateur de l'état pathologique des gencives atteintes de gingivite tartrique, on les voit de suite reprendre un bon aspect.

Sous forme de collutoire. — Dans certaines gingivites ulcéreuses, fongueuses, l'épulis (dans ce dernier cas en application concentrée 20 °/.).

5. En irrigations étendues dans les cavités pathologiques, sinus, clapiers, culs-de-sac, trajets fistuleux — dans les canaux dentaires, les ulcérations de la langue d'origine dentaire.

6. En injections dans les tissus à l'aide de la seringue de Pravaz :

Dans certaines tumeurs des gencives ou de la muqueuse du plancher de la langue (Angiomes).

Cas n. 1. — On emploie le chlorure de zinc pur pour combattre la douleur de la substance adamantine de la dent, quand on a affaire à une carie du premier ou du deuxième degré que l'on voudrait préparer et obturer de suite et qu'il est impossible de ruginer, de cureter sans causer une vive douleur au patient.

Mode opératoire. — Après avoir éliminé de la cavité cariée le plus possible de tissus désorganisés, si la dent n'a pas été préalablement isolée du milieu buccal, on placera la digue de caoutchouc ou plus simplement on entourera la dent sur laquelle on opère, d'une petite serviette dentaire maintenue à l'aide du spéculum buccal, d'un isolateur dentaire, de tout appareil *ad hoc* ou des doigts, afin de la mettre à l'abri de la salive et aussi pour préserver les muqueuses des ravages que pourrait y faire le caustique. Puis, sécher à l'aide de papier absorbant, d'ouate hydrophile ou d'amadou, l'air chaud étant quelquefois insupportable en pareil occurrence, on dépose un petit fragment de chlorure de zinc dans la cavité sensible (si le chlorure était déliquescent, on en imprégnerait une petite boulette de coton que l'on placerait de la même manière que s'il s'agissait d'un cristal de ce sel) mais il est toujours préférable dans ce cas, de l'employer anhydre — puis on laisse ainsi en place quatre ou cinq minutes, (si le patient ressentait quelque cuisson il faudrait retirer avant le délai ci-dessus mentionné) — puis on retire ce qui reste du cristal et on essuie tout simplement la cavité à l'aide de deux ou trois boulettes d'ouate — et on continue l'opération soit du curetage, soit de l'obturation. Dans le cas où le malade ressentirait encore une pointe de sensibilité, afin de l'émousser on renouvellerait de suite l'application. En tout cas ne pas laisser la cavité revenir en contact avec l'humidité, c'est la condition *sine qua non* pour obtenir satisfaction. (La potasse caustique peut également être employée, l'acide sulfurique cocaïné (Herbst), l'acétate de plomb non comme caustique mais comme coagulant de l'albumine contenue dans les fibrilles.)

Cas n° 2. — Il arrive fréquemment que, par suite d'usure mécanique, les dents se trouvent tout à fait dépourvues d'émail sur leur face triturante, laissant ainsi apercevoir la dentine qui, du fait de la disparition de l'émail, est devenue tout à fait sensible, la douleur que ressent le malade au contact de quelque corps étranger, ou de certaines substances alimentaires, voire même l'air, est souvent intolérable. — Pour essayer d'annihiler cette violente sensibilité, il faut protéger la dent comme il est dit au n° 1, et mettre en contact la surface dénudée avec le chlorure de zinc pur qui agit comme cicatrisant. Laisser le médicament le même laps de temps. Seulement pour terminer on limera légèrement et on polira le champ opératoire avec une petite palette de jonc chargée de pierre ponce pulvérisée et lavée. Répéter l'opération plusieurs jours de suite s'il y a lieu, mais les séances ne consisteront qu'en une seule application, et dans ce dernier cas, le limage ne devra pas se renouveler ; seul le polissage pourra avoir lieu mais très légèrement — tout cela à l'abri de l'humidité bien entendu. — Dans l'intervalle des séances, c'est-à-dire dans les vingt-quatre heures qui précéderont ou suivront la préparation d'une cavité atteinte d'hyperesthésie ou dans l'abrasion rebelles, on pourra administrer à l'intérieur un antiarthritique salicylate de soude à dose massive ou le sirop de Scammonée. Certains praticiens disent avoir retiré de très bons effets de l'administration du sulfate de quinine, de la phénacétine.

Pour les affections des muqueuses gingivale et buccale, il convient quelquefois d'employer une préparation plus ou moins concentrée, c'est au *chirurgien-dentiste* d'en juger l'opportunité, toutefois, dans ce cas, il doit l'appliquer lui-même ; quand il l'ordonne au malade, il doit prescrire dans la proportion de 1 % à maxima. On trouvera plus loin des formules fort usitées.

Cas n° 3. — Pour combattre la résorption alvéolaire avec ébranlement des dents, on insinuera les barbes d'un pinceau préalablement trempées dans une solution faible de chlorure de zinc, entre le bord libre de la gencive et le collet des dents malades, en ayant soin de les pousser aussi avant que possible dans la direction de l'apex de la racine et en leur faisant décrire un arc de cercle de gauche à droite ou de droite à gauche selon l'emplacement des dents sur l'arcade dentaire, comme si l'on voulait dégager quelque corps étranger qui se serait introduit entre la gencive et les dents — à faire faire au malade plusieurs fois dans la journée.

Cas n° 4. — Pour combattre l'ostéo-périostite alvéolo-dentaire (maladie de Fauchard).

On pourra agir de la même manière que pour le cas n° 3 ou bien employer une seringue à irrigations au lieu du pinceau et faire des irrigations deux ou trois fois par jour.

Enfin, comme il a été précédemment mentionné, pour combattre la gingivite érythémateuse, ulcéreuse, fongueuse, hémorragique, tartrique ; l'épulis, les ulcérations de la langue d'origine dentaire, on emploiera les collutoires ou les gargarismes.

Très efficace pour redonner presque instantanément du ton et un aspect normal aux gencives, après l'ablation du tartre. Collutoire léger que fait le chirurgien et qu'il applique au collet des dents soit avec une boulette d'ouate, soit avec un petit pinceau.

Indépendamment des formules indiquées ci-après, se reporter au formulaire.

Collutoire

Chlorure de zinc	50 centigr.
Glycérine neutre	100 grammes
Menthol	15 centigr.

M. s. a.

Autre

Chlorure de zinc	1 gramme
Glycérine.	100 —

(Maisonneuve)

Solution

Chlorure de zinc	1 gramme
Eau distillée ou bouillie	150 —

M.

Pour masquer l'âcreté des collutoires ou des solutions on peut ajouter un peu de saccharine et du menthol, de l'essence d'anis, dans la proportion de 5 à 15 centigrammes pour 100. Adjoindre également 5 à 10 centigrammes cocaïne ou sulfate de morphine pour les rendre plus supportables.

Injection

Chlorure de zinc	1 gr. 25
Eau distillée	150 grammes
M.	

Gargarisme désinfectant

Chlorure de zinc.	1 gr. 50
Eau distillée	250 grammes
Essence de menthe.	V à X gouttes
Saccharine facultative.	0 gr. 05
M. s. a.	

Garder dans la bouche pendant quelques instants une gorgée du gargarisme ci-dessus, pour baigner les gencives ou la muqueuse buccale afin de combattre la septicémie de ces parties.

Antidotes. — Pour réagir contre les empoisonnement par le chlorure de zinc, Gubler recommande les corps gras, las mucilagineux et les narcotiques, comme antagonistes chimiques, les alcalins et leurs carbonates (Eau de savon, cendres, etc.) (Paulier). (V. formulaire.)

Cocaïne ou Erythroxyline ($C^{17}H^{22}Azo^4$)

ANESTHÉSIQUE, ANALGÉSIQUE, TOXIQUE
VASO-CONSTRICTEUR

Historique. — La cocaïne fut découverte en 1859 par Niemann, et mise à contribution 1° par Kôller de Vienne dans la pratique de l'oculistique 1884, puis 2° par G. Andina dentiste suisse qui pratiqua le premier les injections sous-gingivales, à la dose de 7 centigrammes pour l'extraction des dents 1886.

Le sel qui nous occupe en ce moment, c'est-à-dire celui que l'on emploie en thérapeutique dentaire pour faire des pansements, et en chirurgie dentaire pour produire l'anesthésie de la région où l'on opère, est le chlorhydrate de cocaïne, poudre blanche, amorphe (quoique constituée par de fines aiguilles blanches), incolore, inodore, soluble dans l'eau, dans l'alcool plus dans l'éther. La cocaïne s'extrait des feuilles de coca (Erythroxylum Coca) arbrisseau originaire de l'Amérique du Sud.

Au point de vue physiologique, on dit que la cocaïne est un anesthésique local mais en réalité on pourrait la classer parmi les anesthésiques généraux en raison de son universalité d'action. La cocaïne serait une sorte de curare sensitif. C'est un poison protoplasmique.

SON ACTION ANESTHÉSIQUE

La cocaïne agit localement en paralysant les extrémités nerveuses sensitives, action directe sur le nerf.

Elle agit au point de vue général : en déterminant l'excitation des vaso-constricteurs et en paralysant les extrémités nerveuses de la phériphérie.

A doses massives, la cocaïne est susceptible de déterminer l'excitation des troncs nerveux moteurs.

Un grand nombre d'opinions ont été émises ainsi que des controverses au sujet du mode d'action de ce merveilleux agent de la suppression de la douleur. Aujourd'hui, on l'emploie dans un nombre infini de cas et de formules. On lui a opposé également un certain nombre de succédanés dont on trouvera en partie la nomenclature dans le cours de notre manuel.

En tout cas, comme elle a une action vaso-constrictive nettement définie et que de ce fait elle entraîne une augmentation de la pression artérielle et une accélération des battements du cœur, il y aura lieu d'en éviter l'emploi chez les patients atteints d'angine de poitrine. Ainsi que chez les individus fréquemment sujets aux syncopes.

Pharmacologie.—On regarde la cocaïne comme un produit excessivement dangereux au point de vue de la toxicité. D'après Reclus et Isch-Wall, on ne doit jamais employer des solutions supérieures à 2 %. Selon Reclus, le danger ne viendrait pas absolument de la dose massive de l'alcaloïde injecté, mais bien plutôt de la faible quantité du véhicule employé. Or, plus la cocaïne sera diluée, moins les accidents seront à redouter (lorsqu'il s'agit d'injections intradermiques).

Le chirurgien dentiste peut faire des injections de 1 à 5 centigrammes sans trop appréhender. Cependant, la dose de 1 centigramme (dose Académique) pour le contenu de la seringue de Pravaz nous paraît suffisante, l'analgésie se produit moins rapidement qu'avec une dose plus élevée, attendre deux à trois minutes avant d'opérer. Nous donnons la préférence aux solutions préparées séance tenante, c'est-à-dire extemporanément, l'eau distillée ou bouillie devra toujours être employée, — afin de prévenir l'anémie cérébrale, les injections doivent toujours se faire le patient étant dans le décubitus dorsal ; cependant, il est impossible de prendre ce procédé à la lettre, surtout lorsqu'il s'agit d'injections intra-gingivales. En effet, la cocaïne peut se répandre vers l'arrière-gorge ; de plus, le fait seul de coucher son patient peut avoir chez ceux qui sont pusillanimes, impressionnables, le défaut d'exciter davantage leur nervosité et de contrarier l'opération. Presque toutes celles que nous avons faites jusqu'à ce jour (quelques milliers et nous ne sommes pas le seul dans ce cas), ont été exécutées dans la position verticale (assise) et jamais nous n'avons eu d'accidents d'aucune sorte, alors que nous avons eu des syncopes pré et post-opératoires sans la présence de la cocaïne qui, dans ce cas, n'aurait certainement pas manqué d'être incriminée.

N'oublions pas toutefois que la position horizontale (décubitus) est celle qui a force de loi au point de vue médico-légal. — En enfreignant ce *modus operandi*, on s'expose en cas d'accident à être inquiété, et cependant !?

Aussi, malgré ce que je dis plus haut, il faudra, chaque fois que l'on aura affaire à un patient « intelligent », injecter celui-ci étant renversé en arrière, la tête aussi bas que possible (ne pas confondre avec la position de Röse qui est la tête complètement renversée). (Sauvez conseille même de les laisser deux heures après l'opération dans la position horizontale [1], ce qui n'est pas toujours facile à obtenir des malades.) Récemment M. French, de Broo-

---

1. Sauvez. *Anesthésie locale pour l'extraction des dents*, 1905. — Vigot frères, éditeurs.

kłyn a émis l'opinion que la véritable position pour les opérations sur la tête pendant les narcoses à l'éther était la position assise, le patient ligotté bien entendu de façon à ce que fauteuil et patient ne fassent qu'un — avantages nombreux : facilités d'intervention pour l'opération, non danger de pénétration du sang dans la trachée en tout cas pas plus que dans la position de Rose — de plus moins de shock à craindre et moins de malaises à redouter que dans la position horizontale ou déclive — comme on le voit les avis sont partagés, il est vrai qu'il s'agit là de l'éther, mais à mon avis chaque fois qu'on fait prendre le décubitus à un opéré il y a à craindre les malaises, le shock. La cocaïne est, encore, malgré tout, jusqu'à ce jour, un des meilleurs anesthésiques à employer en chirurgie dentaire. Le seul reproche qu'on puisse lui faire, comme du reste, à tous les anesthésiques locaux, c'est de conserver au patient toute sa lucidité et par cela même le *laisser assister à l'opération ;* or, dans les cas d'opération laborieuse c'est un *inconvénient* qui n'existe pas avec les anesthésiques généraux ; mais, avec ces derniers, les risques d'asphyxie, d'intoxication étant beaucoup plus grands, le petit inconvénient signalé ci-dessus ne peut être en somme taxé que de quantité négligeable.

Réservons donc la cocaïne aux patients raisonnables et les anesthésiques généraux aux *indociles !*

La cocaïne s'emploie dans tous les cas où il s'agit d'abolir la sensibilité, la douleur, cependant l'effet produit attendu, désiré, ne se produit pas toujours de même chez tous les sujets. Mais, hâtons-nous de le dire, c'est là une exception toute fortuite.

En badigeonnages, c'est un excellent anesthésique des muqueuses.

En injections intramuqueuses, c'est-à-dire intra-gingivo-périostées, elle rend dans la majorité des cas l'extraction absolument indolore. (Avant d'injecter, s'assurer que le thorax ne soit pas comprimé.)

1. L'injection doit se faire lentement, car les accidents, s'il en survenait, se déclarent assez rapidement (une demi-minute après la première piqûre) : en tout cas si l'opération semble pouvoir s'exécuter rapidement, opérer quand même, cela peut avoir un bon résultat sur l'issue de l'intervention et le choc opératoire peut suffire à lui seul à faire disparaître les phénomènes d'intoxication.

2. Injecter lentement et faire plusieurs piqûres ; celles qui offrent plus de résistance à la pénétration du liquide assurent une anesthésie plus complète.

3. Avant de procéder aux piqûres, il sera bon de frictionner la région à l'abri de la salive avec une boulette d'ouate imbibée de la préparation suivante tant pour faire passer inaperçue la piqûre que pour aseptiser :

<pre>
Chloroforme . . . . 10 grammes
Menthol . . . . 0 gr. 05
Acide thymique . . . . 0 gr. 05
        M.
</pre>

N'enduire que juste le champ opératoire.

Il sera également de la plus extrême urgence de faire retirer de la bouche des patients lès appareils dentaires quels qu'ils soient, hormis les pièces inamovibles bien entendu. C'est une précaution que je n'ai jamais vue consignée dans aucun *traité d'anesthésie locale* et c'est cependant un point très important sur lequel je pense, il n'est pas nécessaire d'insister.

Injection anesthésique intra-gingivale

Chlorhydrate de cocaïne . . . . . . 4 centigr.
Sulfate de spartéine . . . . 5 —
    Par paquet.

Faire dissoudre dans un ou deux centimètres cubes d'eau bouillie [1].

L'action tonique de la spartéine sur le cœur combat efficacement l'action déprimante de la cocaïne, et les proportions sont établies de telle sorte qu'à la dose maxima de cocaïne utilisée correspond une dose efficace de spartéine.

L'association de la spartéine a un autre avantage. Le sulfate de spartéine est également un excellent anesthésique local ; son action est plus lente, mais plus profonde que celle de la cocaïne. La réunion de ces deux médicaments produit une anesthésie complète et durable (elle persiste près d'une demi-heure et peut être prolongée par de nouvelles injections).

« Injecter lentement ; faire plusieurs piqûres. »

(Bagot.)

---

1. A notre avis la cocaïne et la spartéine ne devront être employées qu'à des doses *moitié moins élevées* que celles consignées pour les deux centimètres de véhicule; pour une opération facile, n'injecter qu'un centimètre de la solution. (Ch.-L. Q.)

Certains chirurgiens ont proposé d'associer à la cocaïne différents autres agents *chimiques*, soit dans le but de la rendre plus anodine, soit de la rendre plus efficace. Comme par exemple, l'antipyrine (Claude Martin de Lyon), *la trinitrine* (Gauthier, de Charolles) — avec de l'adrénaline en cas de périostite, d'inflammation des tissus péridentaires (V. *Adrénaline*) l'adjonction de cette dernière substance favorise l'hémostase, on peut également lui substituer la suprarénine synthétique.

Cocaïne et adrénaline

Le Dr Battier (de Kremlin-Bicêtre) procède à une avulsion après trois ou quatre piqûres intra-gingivales autour de la dent à extraire d'une solution renfermant par centimètres cubes d'eau 0 gr. 0075 de clorhydrate de cocaïne, et 0 gr. 0125 d'extrait de capsules surrénales : il n'emploie ainsi qu'un demi-centimètre cube de la solution, ce qui ne nécessite qu'une dose de 4 milligrammes de cocaïne pour 6 milligrammes d'extrait de capsules surrénales. Ce procédé permet d'opérer « à blanc » pour ainsi dire et prévient en outre les accidents syncopaux par son action sur la circulation générale.

M. Foisy recommande la formule suivante :

Chlorhydrate de cocaïne . . . . 0 gr. 03
Eau stérilisée . . . . 15 gr.
Chlorhydrate d'adrénaline à 1/1000 . . VI gouttes

Il y a encore la méthode de Scleich qui, tout en abaissant la dose physiologique de la cocaïne, doit la rendre moins toxique et plus analgésique en y ajoutant du chlorure de sodium et de la morphine.

Solution faible

Chlorhydrate de cocaïne	0,01 centigr.
Chlorure de sodium.	0,20 —
Chlorhydrate de morphine . . .	0,05 —
Eau distillée	100 grammes
M.	

Solution forte

Chlorhydrate de cocaïne	0,20 centigr.
Chlorure de sodium.	0,20 —
Chlorhydrate de morphine . . .	0,02 —
Eau distillée	100 grammes
M.	

Ceci pour mémoire, car d'après Reclus, ces solutions faites pour couvrir un vaste champ opératoire n'ont guère d'utilité en chirurgie dentaire; de plus, dans ce domaine il en conteste la valeur analgésique (Sauvez).

A l'encontre des autres anesthésiques, il est préférable que le malade ne soit pas à jeun pour opérer à la cocaïne — à la rigueur avant ou après faire prendre un peu de thé ou de café selon les préférences du malade.

On la fait entrer dans différentes formules que l'on trouvera plus loin. La cocaïne seule appliquée à l'état pulvérulent sur une pulpe dénudée et comprimée quelques instants avec un tampon de coton imprégné de collodion demi-sec sera un moyen très efficace pour procéder à son extirpation sans douleur.

Quelques gouttes d'une solution à 1 centigramme

injectées 1° dans la gencive autour d'une dent atteinte de périostite, 2° dans le ligament en cas de pulpite aiguë, sera d'un bon effet également, pour pratiquer la pulpectopie immédiate [1], ou bien encore, mettre quelques cristaux de cocaïne sur la partie dénudée de la pulpe et presser progressivement à l'aide d'un petit fragment de caoutchouc à dentier non vulcanisé, au bout de quelques minutes irriguer de l'eau froide, si réaction, continuer l'absorption.

SYNCOPE COCAÏNIQUE

En cas d'accidents, étendre le patient, lui faire respirer du nitrite d'amyle, 5 à 6 gouttes sur une compresse.

A l'intérieur, donner du café, du chloroforme (antidote), du chloral, de l'opium. Faire des injections hypodermiques intra-veineuses d'éther de 1 à 5 seringues de Pravaz, de caféine de 50 centigrammes à 1 gramme réchauffer les extrémités (sinapismes) frictions sèches sur le thorax, respiration artificielle et surtout tractions rythmées de la langue (Laborde); en cas de convulsions cocaïniques, employer les lavements à l'hydrate de chloral (Mosso et Dastre).

Comme antidote on pourra verser goutte à goutte de l'éther sulfurique sur une compresse, ne pas interrompre la respiration. On pourrait également faire absorber de l'hydrate de chloral qui est regardé comme un véritable antagoniste.

---

1. *Pulpectopie* signifie scientifiquement extirpation totale de la pulpe.

Pour les préparations à la cocaïne voir au formulaire.

Consulter également les chapitres relatifs aux antidotes, à la *trinitrine*.

Collargol

DÉSINFECTANT. — PRÉBACTÉRICIDE

Le collargol ou argent colloïdal fut étudié il y a quelques années par Netter.

Le collargol ou argent colloïdal s'obtient par la réduction d'une solution de nitrate d'argent au moyen du citrate de fer. Sous forme de petits grains noirs à reflets métalliques ; inodore, à saveur astringente, ni irritant, ni caustique. Découvert en 1889 par l'Américain Caréa Léa, employé par Credé de Dresde en 1897. Étudié en France par Netter (1902) et mis récemment à contribution pour le traitement des dents par Vichot d'Angers.

D'après Vichot, son action serait plutôt d'augmenter les propriétés défensives de l'organisme contre l'envahissement des microorganismes que comme un désinfectant. Son but serait d'empêcher le retour de l'infection.

Son emploi serait donc tout indiqué au déclin d'un traitement antiseptique des canaux dentaires, afin d'éviter le retour d'accidents infectieux.

S'emploie à l'aide de mèches d'ouate imprégnées de collargol en solution.

M. Vichot conseille de ne l'employer que pour le traitement des molaires, dans la crainte de coloration grisâtre qu'il serait susceptible de communiquer ultérieurement aux tissus dentaires.

Somme toute, ses propriétés antiseptiques ont quelque connexité avec le nitrate d'argent dont il est du reste un dérivé.

Collodions

COLLODION ÉLASTIQUE OU RICINÉ

(Protecteur et rétentif pelliculaires)

Le collodion est un liquide qui a une teinte laiteuse et bleuâtre, laquelle donne naissance à de beaux reflets, épais, d'une consistance sirupeuse ; son odeur rappelle celle de l'éther.

Pour l'obtenir on traite le coton par l'acide nitrique et l'acide sulfurique réunis ; on obtient alors une matière particulière, le fulmicoton ou coton-poudre (Schœnbein). Il ne reste plus qu'à dissoudre le coton-poudre dans l'éther, et on obtient le collodion, on y ajoute de l'alcool et pour le rendre plus élastique on y incorpore 7 °/₀ d'huile de ricin.

Lorsqu'on l'applique sur les téguments, l'éther qu'il contient s'évapore et il se dépose une espèce de petite pellicule très mince qui adhère assez fortement aux tissus pour y déterminer une sorte de compression.

C'est un produit qui s'emploie :

1° Comme moyen de protection contre les plaies ;

2° Comme hémostatique dans le cas de petites hémorragies capillaires ;

3° Pour recouvrir une obturation immédiatement

après qu'on l'aura terminée, afin d'empêcher la salive de se mettre en contact avec la matière obturatrice ;

4° On peut s'en servir pour en imbiber un tampon d'ouate destiné à recouvrir un pansement dans une dent cariée, dans ce cas l'occlusion de la cavité sera parfaitement assurée, etc.

Nota. — Sitôt la boulette-pansement en place, appuyer dessus une boulette d'ouate hydrophile sèche afin d'enlever l'excédent d'éther, faites rester le malade une minute ou deux la bouche ouverte afin d'attendre l'évaporation, autrement si la salive se mélange avant l'évaporation et la solidification du collodion il se forme un magma laissant un certain temps l'odeur de l'éther dans la bouche.

COLLODION CANTHARIDÉ

(*Vésicant*)

Le collodion cantharidé est un produit obtenu en dissolvant du fulmicoton dans une solution éthérée de cantharidine impure. Ce médicament est défectueux au point de vue de son application : le collodion n'est pas extensible, et dès lors, il met obstacle au soulèvement de l'épiderme : en outre, il est difficile à enlever (Andouard). C'est un produit mis beaucoup en usage par les Américains, pour produire de la vésication dans le cas de périostite alvéolo-dentaire.

Modus faciendi. — A l'aide d'un pinceau, déposer sur la gencive, dans le sens de la racine malade, une très légère couche de collodion cantharidé. Attendre un instant l'évaporation en maintenant la joue éloignée ; puis interposer entre la gencive et la joue un tampon d'ouate. Par ce procédé, on obtient quelquefois de bons résultats pour combattre une violente périostite. Néanmoins nous préférons d'autres moyens.

Au bout de cinq à dix minutes d'application fendiller la pellicule d'un trait vertical.

Antidote : camphre délayé dans un jaune d'œuf

Coton absorbant. Ouate hydrophile

On peut employer avec avantage ce coton au pansement des dents. Voici, d'apres *Am. Journ. of pharm.*, la manière de le préparer :

Faites bouillir pendant une demi-heure du coton cardé, avec une solution à 5 °/₀ de soude ou de potasse caustique. Lavez à grande eau et plongez le produit exprimé dans une solution à 5 °/₀ dè chlorure de chaux pendant quinze minutes. Lavez de nouveau à grande eau, avec de l'eau acidulée à l'aide de l'acide chlorhydrique, enfin de nouveau à l'eau simple.

Soumettez le résidu à la presse et desséchez-le rapidement.

La propriété du coton hydrophile est d'être stérilisé, d'absorber avec facilité les liquides de toutes sortes ; c'est donc pour cela qu'on devra le préférer au coton ordinaire, pour panser les dents.

Certains praticiens se servent de la soie floche pour panser les canaux, d'autres de la charpie.

L'amadou, le papier dit joseph, japonais sont aussi employés pour assécher les cavités.

OUATE ORDINAIRE

Usages : Il est des cas où il vaudrait mieux employer de l'ouate ordinaire non absorbante afin qu'elle ne s'imbibe pas de salive et de cette façon isoler totalement le point ou l'on opère, pas d'humidité du voisinage. Ce *modus faciendi* comporte l'emploi de la pompe à salive.

Coton ignifugé

M. P. Schoull notre confrère a eu l'idée ingénieuse de rendre incombustible une certaine quantité d'ouate afin de lui permettre l'introduction de la lame du thermocautère dans la cavité buccale sans craindre de léser la muqueuse. Voici comment il procède — à l'aide de phosphate d'ammoniaque il fait une solution à 1 °/₀ à laquelle il ajoute 2 grammes d'acide borique. — Il en imbibe un carré d'ouate, en exprime le liquide et laisse sécher, éviter autant que possible un long contact de la lame du thermocautère avec le coton car l'ammoniaque attaque le platine à haute température.

Ce coton peut nous être d'une très grande utilité dans notre pratique.

Créosote de bois

HUILE CAUSTIQUE. — ASTRINGENTE ET ANTIPUTRIDE TONIQUE. — CLASSE DES STIMULANTS.

La *créosote végétale* est un liquide oléagineux, caustique, incolore [1], d'une odeur désagréable, rap-

---

1. Selon qu'elle est plus ou moins bien purifiée.

pelant celle de la fumée de bois ; sa saveur est brûlante. C'est à Reichembach, célèbre chimiste de Blausko (Moravie), que nous devons sa découverte, laquelle date de 1830. Son apparition fit grand bruit, elle fut longtemps regardée comme une panacée ; aujourd'hui nous lui préférons l'acide phénique. La créosote est insoluble dans l'eau, soluble dans l'alcool, l'éther, l'acide acétique, les huiles volatiles. La *créosote végétale* s'extrait du goudron de bois qui, d'après Liebig, en contient jusqu'à 25 °/₀.

La créosote la plus ordinairement employée est celle végétale dite officinale, huile légère, contenant comme principes actifs du gaïacol, du créosol et des crésylols.

Créosote de houille ou minérale

Comme sa congénère végétale, la créosote de houille est un liquide oléagineux, incolore ou brun rougeâtre, selon qu'il a été plus ou moins bien purifié ou qu'il est ancien ; de densité plus élevée que celle de bois, possédant les mêmes principes actifs mais beaucoup plus riche en phénols — cette dernière s'emploierait plus efficacement en pansement à demeure dans les canaux, imprégnée sur des mèches d'ouate ou incorporée à des pâtes d'oxyde de zinc pour le remplissage des canaux dentaires (caries 4° degré), pour associer aux pâtes sclérogènes, etc.

Tandis que sa congénère s'emploie plutôt pour associer aux substances médicamenteuses dans les caries du 2° et 3° degrés.

Dans le traitement des dents son emploi est à peu près le même que celui de l'acide phénique. Aussi pour cette raison nous n'entrerons pas dans des détails. Du reste, aujourd'hui il est très peu de dentistes qui s'en servent. On peut l'employer en collutoires pour combattre la gangrène de la bouche, la gingivite fongueuse, ulcéreuse.

Glycéré

Créosote.	V à X gouttes
Glycérine.	30 grammes
	(Guibert)

On a également proposé de l'associer au collodion pour servir d'obturation calmante dans la carie dentaire.

Dentalone

ANALGÉSIQUE. ANTISEPTIQUE

Le *Dentalone* est une composition obtenue en mélangeant le *chlorétone* aux essences de girofle, de canelle, de Wintergreen. Mis à contribution dans le traitement des 3es degrés, carie avec pulpe à nu (Parke et Davis), peut s'employer également avec avantage dans les 2es degrés sensibles, contre la dentinite.

(Voir Chlorétone.)

Eau oxygénée (HO² — H²O²)

DÉSODORISANT, HÉMOSTATIQUE
ANTISEPTIQUE PUISSANT, OXYDANT, PEU OU PAS TOXIQUE

L'eau oxygénée (peroxyde, bioxyde d'hydrogène) fut découverte par Thénard 1818, liquide d'aspect légèrement sirupeux, inodore à saveur piquante métallique légèrement acide, très dense (1,45). Se décompose en eau et en oxygène. Elle est appelée à jouer un rôle des plus importants dans la thérapeutique des affections de la bouche et des dents.

On l'obtient en faisant réagir l'acide sulfurique au 1/5 sur le bioxyde de Baryum. En médecine, en chirurgie, on l'emploie sous forme de solution chargée à 10,12 volumes. Pour la thérapeutique des dents, voir sur ce sujet le très documenté travail de Touchard. Au contact du sang, elle produit une certaine effervescence et forme une substance blanche albuminoïde (coagulation).

D'après Miquel, elle passe avant le sublimé comme puissance antiseptique : 0,05 centigrammes d'eau oxygénée sont capables de s'opposer à la putréfaction d'un litre de bouillon de bœuf neutralisé, alors qu'il faut 0,07 de bichlorure de mercure ; de plus, dans l'usage intra-buccal, elle n'a pas, comme ce dernier, le désagrément de noircir les tissus dentaires, ni comme lui de mortifier aussi facilement les tissus ce qui, dans certains cas, augmenterait plutôt le mal que de le diminuer.

L'eau oxygénée employée en chirurgie doit être

l'eau oxygénée médicinale très légèrement acide, quelque peu instable, perd à la longue de ses propriétés ; pour la conserver on peut lui incorporer une toute petite quantité d'alcool. On l'utilise à l'état pur ou de préférence, en solution à 3, 4, 8 volumes. C'est-à-dire additionnée de deux, trois fois ou plus d'eau bouillie. On peut également lui adjoindre une petite quantité d'acide borique pour la rendre plus anodine.

Lorsque le traitement doit être prolongé il y a intérêt à ne l'employer qu'à l'état de dilution surtout lorsqu'on l'utilise en badigeonnages, gargarismes ou irrigations dans les cas de suppuration dans l'ostéo-périostite alvéolo-dentaire (périodontite expulsive, pyorrhée), faire pénétrer le liquide aussi avant que possible entre le collet des dents et le liseré gingival Dans les canaux dentaires, comme désinfectant, dans les nécroses pour aider à l'élimination du séquestre, qui sort généralement blanchi, aussi, en raison de son pouvoir oxydant il faut, dans ce cas, irriguer des solutions faibles, dans la crainte de porter à la longue atteinte aux tissus environnants. En un mot, l'eau oxygénée peut s'employer avec succès partout où il y a de la suppuration. Efficace aussi contre le muguet (Damaschino et Baldy) chez les enfants à la dose 3 grammes °/₀. Une cuillerée à café dans un demi-verre d'eau pour rincer la bouche.

A l'état concentré — voire pure — en tamponnement alvéolaire contre l'hémorragie dentaire ; après une avulsion par exemple, lorsqu'on aura irrigué l'alvéole on pourra faire suivre cette dernière opération de l'introduction d'un tampon chargé d'eau oxygénée à 10, 12 volumes et le retirer un instant après. Non seulement, cela modifiera l'écoulement sanguin mais encore servira à aseptiser le champ opératoire.

Au blanchiment des dents : (La cavité lavée à l'eau ammoniacale puis asséchée) : imbiber un tampon d'ouate, le déposer dans la cavité cariée et insuffler de l'air chaud sur toute la dent afin de faire pénétrer les tissus et évaporer le produit, renouveler plusieurs fois de suite et obturer.

Succédané : le *perhydrol*. (Voir : p. 164.)

Essence d'Eucalyptus. — Eucalytol

$$(C^{24}H^{20}O^{4})$$

STIMULANT, ANTIPUTRIDE

L'essence d'eucalyptus est un liquide jaunâtre, très fluide, d'une odeur aromatique offrant beaucoup d'analogie avec celle du camphre ; peu soluble dans l'eau, se dissolvant facilement dans l'alcool, l'éther, les huiles fixes et essentielles, piquant et rafraîchissant au goût.

L'essence d'eucalyptus s'obtient par la distillation des feuilles fraîches de l'eucalyptus avec de l'eau.

On peut employer cette essence pour combattre la septicémie des canaux dentaires (on trempe une mèche de coton dans cet antiseptique, puis on l'introduit à l'aide de la sonde porte-pansement dans le canal dentaire préalablement nettoyé et desséché à l'aide de la poire à air chaud ou simplement de coton imprégné d'éther. Puis on recouvre ce pansement d'un petit tampon imbibé soit de collodion, de benjoin ou de vernis sandaraque. Le pansement se renouvellera le lendemain ou le surlendemain jusqu'à complète disparition d'odeur putride. On peut également utiliser l'eucalyptus en injections-irrigations, pour le lavage de la cavité buccale, les canaux dentaires, les trajets fistuleux, etc.,il reste indiqué toutes les fois qu'il s'agit d'activer la cicatrisation ou de combattre les parasites. D'après Gubler, l'essence d'eucalyptus arrêterait le développement des cryptogames. Du reste, les essences aromatiques sont les meilleurs agents de pénétration.

Solution pour injections-irrigations

Eucalyptol.	4 grammes	
Alcool	6	—
Eau	150	—

On peut l'employer aussi en collutoires pour combattre la stomatite aphteuse, la gingivite fongueuse à la dose de 3 à 4 °/₀ de miel rosat ou de glycérine.

A la vérité, comme nous le disons ci-dessus, l'opinion de praticiens éminents est que l'on doit revenir à cette essence un peu abandonnée pour d'autres produits qui ne l'égalent pas toujours dans bien des cas (*Opinion de Thorpe*).

L'essence d'eucalyptus constitue un topique de valeur toute spéciale pour panser les canaux après l'extirpation d'une pulpe qui vient d'être dévitalisée. Elle exerce une action calmante et est très avantageuse pour faire les obturations de gutta-percha, parce qu'elle est lubrifiante et facilite l'opération. Cette essence est préférable au chloroforme, parce qu'elle laisse la gutta-percha en masse compacte. Elle n'altère pas la couleur de l'émail ni de la dentine. (Voir au formulaire.) L'odeur balsamique qu'elle exhale est assez bien supportée des malades.

Ether ($C^8H^{10}O^2$)

STIMULANT. — ANESTHÉSIQUE. — ANTISPASMODIQUE
RÉFRIGÉRANT. — DISSOLVANT

On appelle éthers des corps neutres formés par l'action des acides sur les alcools (ANDOUARD). L'éther pur comme son nom semble l'indiquer est un liquide excessivement volatil et subtil, plus que l'alcool, d'une limpidité parfaite plus léger que l'eau avec laquelle il ne se mélange qu'avec beaucoup de difficultés ; d'une mobilité extrême, d'une odeur vive aromatique particulière assez agréable, d'une saveur brûlante, excessivement inflammable ; produit du froid par superévaporation.

On l'obtient par la distillation d'un acide (acide sulfurique pour l'éther ordinaire) avec l'alcool (esprit de vin). Il y a plusieurs sortes d'éthers. On donne aussi le nom d'éther à des liqueurs spiritueuses.

Egalement obtenu en mélangeant 600 parties d'alcool à 90° avec 1.000 parties d'acide sulfurique que l'on introduit dans un matras et que l'on distille. Celui que l'on emploie en médecine est rectifié par l'alcool. Au point de vue chimique l'éther pur doit être absolument privé d'alcool.

De longue date, l'éther a été — (Dr Jackson et Morton dentiste élève de Wells 1845) — et est encore employé par quelques chirurgiens, surtout anglais, comme anesthésique général. A ce titre, il serait beaucoup moins dangereux que le chloroforme, c'est-à-dire qu'il exposerait moins aux syncopes cardiaques. (Voir anesthésiques généraux.)

ANESTHÉSIQUE LOCAL EXTERNE

En odontotechnie l'éther est employé (procédé par réfrigération) comme anesthésique local, pulvérisé sur la gencive à l'aide de l'appareil Richardson (*pulvérisateur*). On en retire de très bons effets pour amoindrir la douleur pendant l'avulsion d'une dent. (V. *menthol*.) Sur le derme de la joue en compresse renouvelée pour empêcher d'aboutir l'abcès dentaire (Dr Naamé, Tunis).

Nous savons que l'éther appliqué sur les téguments ou la muqueuse intacts produit une sensation de froid qui devient de plus en plus intense en activant l'évaporation, projeté par la pulvérisation, la température s'abaisse à 15°.

Les pulvérisations ne doivent pas être trop prolongées : dès l'instant que la gencive pâlit et paraît insensible au toucher, il faut les cesser, car en les prolongeant on est susceptible de déterminer des phénomènes de congélation qu'il sera toujours bon d'éviter.

Cette pratique n'aura véritablement d'effet que pour les dents antérieures (c'est-à-dire que l'anesthésie sera plus complète pour les dents antérieures que pour les grosses molaires où elle devient impraticable).

Il va sans dire que s'il y a pulpite ou périostite, ce procédé devra être rejeté quoique cependant il soit dans ce cas plus supporté que les produits éthyliques, il a de plus l'avantage sur ces derniers de ne pas produire d'eschare douloureuse post-opératoire.

En outre, pulvérisé sur le trajet d'un nerf douloureux, il servira à procurer du soulagement. Ses vapeurs également seront très efficaces pour faire revenir à elles les personnes ayant tendance à se trouver mal — soit en respirant sur le flacon, ou sur une compresse ou mieux en pulvérisant transversalement sous leur nez des vapeurs ainsi que le long des tempes et vers l'apophyse mastoïde.

Comme excitant, stimulant on l'administre sous forme de sirop à la dose de 20 à 40 grammes. L'éther sert à composer la liqueur d'Hoffmann (alcool et éther parties égales) même but, dose 2 à 10 grammes. L'éther pur s'emploie également en injections sous-cutanées, pour ranimer les malades, les opérées.

L'éther a la propriété de dissoudre un grand nombre de matières organiques. Quand on se sert de l'éther on doit éviter de l'approcher d'un corps enflammé, car son mélange avec l'air forme un gaz qui, en s'enflammant, produit une forte détonation, laquelle pourrait avoir des suites fâcheuses, également, lorsqu'on aura fait des pulvérisations gingivales, il ne faudra pas approcher un corps en ignition tel le thermocautère.

Ferripyrine

HÉMOSTATIQUE, NON CAUSTIQUE

C'est une poudre jaune orange que l'on obtient
par l'action du *perchlorure de fer* sur *l'antipyrine*
(Witchowsky) soluble dans 5 parties d'eau froide
et 9 d'eau bouillante.

En solution ou en poudre portée à l'aide de coton hydrophile dans l'alvéole des dents extraites.
Pour en augmenter la puissance, on peut lui adjoindre quelques cristaux de cocaïne.

La ferripyrine devra de préférence être employée
avant le perchlorure de fer qui comme nous l'avons
dit dans le cours de ce manuel, ne doit l'être qu'en
dernier ressort.

On pourra concurremment employer à l'intérieur
le sirop de perchlorure de fer, il sera même bon
de faire prendre de ce sirop pendant quelques jours
— si faire se peut — avant de procéder à l'avulsion des dents chez les hémophiles. Le stypage
alvéolaire à la stypticine donnera également d'excellents résultats. (V. Chlorure de chaux, p. 96.)

Fluoram

ANTIPUTRIDE, DISSOCIANT DU TARTRE DENTAIRE
NON CAUSTIQUE

Le *Fluoram* est un sel obtenu par la combinaison de l'acide fluorhydrique avec le carbonate d'am-
monium, dénommé ainsi par le Dʳ Kritchewsky c'est

un produit qui opère une véritable action chimique sur le tartre dentaire.

C'est le Dr Jos Head, de Philadelphie, qui a préconisé l'usage de l'acide chlorhydrique à la dissolution du tartre, mais dans ce cas cet acide est caustique [1], tandis que le *Fluoram* tout en n'exerçant aucune nocuité sur la texture des tissus alvéolo-dentaires — la dent n'étant attaquée uniquement qu'à sa surface — il provoque dès sa première application la disparition du pus suivie du retour de la gencive dans son état normal.

Usages thérapeutiques : de là à l'appliquer au traitement de la pyorrhée, il n'y avait qu'un pas, c'est ce que fit le Dr Kritchewsky, on l'emploie également contre le tartre et les calculs sériques.

Applications : porter une petite quantité de poudre sur les points malades à l'aide d'une mèche humidifiée enroulée sur la sonde. Dans les bouches pleines de tartre, enlever les plus gros calculs et appliquer le fluoram au collet des dents le mélanger avec un peu de craie précipitée puis exercer une légère friction des collets avec une boulette de coton portée par le précelle, mouiller très peu la boulette, faire rincer la bouche de temps en temps avec de l'eau tiède légèrement alcalinisée à l'aide d'une pincée de bicarbonate de soude pour un grand verre d'eau.

On peut le faire entrer dans la formule des poudres dentifrices pour les bouches qui s'entartrent facilement.

La formule ci-après répond à ce but :

---

1. Les empiriques l'employaient jadis, surtout contre le tartre vert.

Craie précipitée et lavée. . . . . 100 grammes
Os de seiche porphyrisée . . . . 25 —
Fluoram . . . . 0,50 centig.
Menthol. . . . . 0,05 —

Faire suivre d'un rinçage de bouche avec eau de Vichy naturelle ou préparée.

Glycérine (C^6H^8O)

La glycérine est un liquide oléagineux d'aspect sirupeux, qui a beaucoup de ressemblance avec le sirop de sucre et possède, comme ce dernier, une saveur sucrée mais astringente, inodore. La glycérine est un corp neutre, qui est soluble dans l'eau et l'alcool (c'est un alcool triatomique).

La glycérine se retire des corps gras extraits des végétaux (on la retire aussi des corps gras extraits des animaux).

En thérapeutique on se sert surtout de cette substance pour servir de base à des collutoires, des dentifrices. Elle a la propriété de dissoudre un grand nombre de substances ; elle a de plus celle de ne pas fermenter et surtout celle de s'opposer à la fermentation (cependant, dans ces derniers temps l'emploi de la vaseline semble l'avoir emporté sur la glycérine dans un certain nombre de prépara. tion, la vaseline étant une substance imputres- cible).

Les composés que l'on forme avec la glycérine et qui servent à faire des pansements sont appelés, s'ils sont le résultat d'une préparation liquide, gly- cérés et glycérolés. Dans le cas contraire, ce sont des glycérats.

Voilà un glycéré employé contre les douleurs de dentition [1] :

<pre>
Teinture de safran. . . . .   0,90 centigr.
Chloroforme. . . . . . : . .   1 gramme
Glycérine neutre   15   —
</pre>

(Se reporter au formulaire).

Huiles de girofles. — Essence de girofles

CAUSTIQUE LÉGER. — ASTRINGENT. — STIMULANT

S'obtient par la distillation des boutons non développés du *caryophyllus aromaticus.* Comme son nom l'indique, c'est un liquide oléagineux, volatil, incolore selon qu'il est plus ou moins purifié. Mais avec le temps il a de la tendance à prendre une teinte jaunâtre, d'une saveur astringente, amère, et d'une odeur aromatique très prononcée. Le principe actif de l'essence de girofle est l'acide eugénique auquel elle doit ses propriétés. C'est un sédatif de la pulpe dentaire, pénètre facilement les canalicules dentinaires. C'est un produit idéal dans le cas de péricémentite apicale — excellent topique pour les pulpes dénudées comme véhicule des pâtes à coiffer.

Usages thérapeutiques. — L'huile de girofle sert de pansement dans les caries peu profondes des premier et deuxième degrés, pour détruire la sen-

---

1. En tout cas lorsqu'on prescrit un collutoire spécifier *glycérine neutre* car certains pharmaciens pourraient employer la glycérine anglaise qui a l'inconvénient de rendre cuisante la saveur de certaines préparations.

sibilité morbide résultant de l'hyperesthésie des parties solides qui composent la dent ; le pansement doit rester jusqu'au lendemain.

L'essence de girofle entre aussi dans la formule de plusieurs dentifrices, de mixtures anti-odontalgiques. (V. Formulaire.)

L'essence de Cannelle de Chine ou de Ceylan peut s'employer comme succédané de l'essence de girofles à cette seule différence qu'étant un peu plus irritante son emploi serait réservé aux 2es degrés.

Hydroxydase

AGENT NATUREL DE DÉSINTOXICATION

L'hydroxydase est une eau minérale naturelle récemment découverte dans le Puy-de-Dôme riche d'ailleurs en sources de cette espèce, sa valeur thérapeutique et sa composition chimique ont été mises en vue par le Dr Tixier pharmacien.

Ses qualités thérapeutiques s'appliquent à la diathèse goutteuse, le diabète, etc., et dans tous les états uricémiques avec ralentissement des oxydations.

Uusages thérapeutiques dentaires c'est à notre distingué contrère J. Choquet que nous devons les études et la mise en valeur de cette eau comme topique dans les affections du ligament alvéolo-dentaire, aussi conseillons-nous de se reporter à ses travaux [1] où on verra exposée tout au long sa méthode. Efficace dans la stomatite aphteuse.

1. In *Monde dentaire*, août 1913, p. 400, mars 1914, p. 105.

On l'administre soit par la voie intra-musculaire injections d'ampoules de 10 centimètres cubes ou par la voie buccale à la dose de 3 à 4 bouteilles par jour, l'auteur en a retiré de bons effets injectée par le canal dentaire à la dose de 1 centimètre cube pour aider à la cicatrisation des trajets fistuleux.

Inolène

ANTISEPTIQUE PUISSANT, NON TOXIQUE, NON CAUSTIQUE

L'*inolène* est une préparation composée spécialement en vue de l'antisepsie et des affections de la bouche, des dents, de la gorge et du nez.

C'est une solution *neutre* très coucentrée de *Coaltar* (goudron de houille) et d'*essences* antiseptiques, liquide brun rougeâtre d'odeur et de saveur aromatiques agréables, soluble dans l'alcool. la glycérine mais s'émultionnant instantanément dans l'eau (E. Lacombe).

Action thérapeutique : antiseptique puissant, détersif, cicatrisant, non caustique.

Usages : L'inolène est surtout utilisé à cause de sa saveur agréable dans les soins de la bouche, de la gorge et du nez.

Il est prescrit en dentifrice, en bain de bouche et badigeonnages dans les stomatites, gingivites et après les extraction dentaires.

Il est employé avec succès dans le traitement de la pyorrhée alvéolaire et des abcès. Il exerce une action médicatrice puissante sur les tissus enflammés et donne d'excellents résultats dans les bouches délicates pour la port des appareils.

Posologie : En lavages : 10 à 30 gouttes dans un verre d'eau.

En badigeonnage : pur ou étendu de son volume d'eau.

Le Dr P. Robin le conseille en lavages les jours qui suivent le traitement par l'acide pyro-sulfurique.

C'est un bon antiseptique donnant de la fraîcheur à la bouche.

Iode (I = 127).

TOXIQUE, CAUSTIQUE, RÉVULSIF, FONDANT
ANTISEPTIQUE, PUISSSANT–CICATRISANT

L'iode fut découvert en 1811 par Courtois et introduit à quelque temps de là (1819) dans la thérapeutique par Coindet, de Genève.

On peut obtenir l'iode en décomposant un iodure alcalin par l'acide sulfuriqne et le bioxyde de manganèse dans un appareil distillatoire (Andouard). L'iode existe dans certaines plantes marines, notamment les algues, les varechs, dans certaines eaux minérales, etc.

L'iode cristallise en octaèdres aigus à base rhomboïde, très aplatis et offrant l'éclat métallique ; son odeur est analogue à celle du chlore et du brome (And.). Sa saveur est excessivement âcre ; l'eau ne dissout que 1/7000e de son poids, il est beaucoup plus soluble dans l'alcool, l'éther, le chloroforme, la benzine et la sulfure de carbone (And.).

Ces dernières années l'iode est plus que jamais

à l'ordre du jour dans la pratique médico-chirurgicale, j'en suis très heureux, car depuis une trentaine d'années que j'exerce j'ai toujours préconisé la teinture d'iode et exhorté mes malades à s'en servir pour les affections de la bouche et des dents. Il va de soi qu'on devra en éviter l'usage en présence de productions néoplasiques pour lesquelles les irritants sont néfastes.

Nous employons l'iode sous forme de teinture. C'est un liquide d'une couleur rouge-foncé, paraissant noir, d'après le Codex la teinture d'iode est composée de 1 partie d'iode métallique et de 12 parties d'alcool à 90° (V. Appendice, p. 261, conservation de la teinture d'iode).

On emploie la teinture d'iode à l'extérieur. Comme antiphlogistique contre la gingivite simple ou érythémateuse, la gingivite tartrique avec ébranlement des dents, la périostite dentaire (dans ce cas il vaut mieux l'associer à la teinture d'aconit). On l'emploie aussi pour modifier les ulcérations de mauvaise nature. Comme fondant contre l'exostose dentaire. On l'emploie en injections pour favoriser le rapprochement des tissus dans les cas d'abcès et de fistules dentaires. Comme pansement antiseptique dans les caries du 4° degré. Pour le mode de pansement (Voir *Acide phénique*, cas n° 3) [1].

---

1. Il·y est dit: *Comme antiseptique dans les caries du 4° degré pour enlever l'odeur putride et combattre la septicémie des canaux*. Or, ainsi qu'on pourra facilement s'en rendre compte, ces lignes figuraient déjà dans la 1re édition de ce manuel (1886), j'y préconisais la teinture d'iode au traitement des 4es degrés, procédé clinique d'ailleurs. Je regrette que les auteurs qui ont fait suivre leurs communications d'un *index bibliographique* aient omis de citer ce passage des précéden-

Quelques confrères préconisent l'ENFUMAGE IODÉ
au traitement des 4es degrés, c'est-à-dire (au
lieu du procédé classique que nous mettions en
pratique dès 1880 à l'hôpital dentaire de Paris :
introduction de teinture d'iode dans les canaux
précédée ou suivie d'insufflation d'air chaud) qu'ils
introduisent des paillettes d'iode dans un petit renflement aménagé sur le parcours de la canule de
la poire à air chaud précédant le réservoir d'air et
insufflent ainsi les vapeurs d'iode à l'état naissant
(procédé *H. Grasset*) [1].

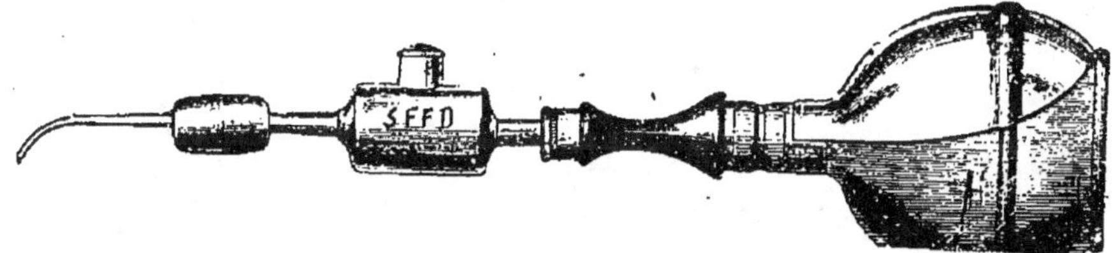

D'autres emploient un renflement, tube et canule
en verre avec raccords de caoutchouc et soufflerie
de thermocautère procédé *P. Bernard*, de Marseille [2], système un peu plus compliqué que le pré-
cédent et qui demande dans certains cas l'emploi
d'un aide : l'un et l'autre de ces systèmes sont
très ingénieux. (Voir ci-contre figures).

Nous avons encore le procédé *E. Bonnard :* in-

les éditions de mon manuel (*ceci à titre d'ancienneté*). Certains
praticiens utilisaient également la teinture d'iode en évaporation dans les canaux en présence de tires-nerfs cassés à
demeure, afin de former de l'iodure de fer ? ou tout au moins
une oxydation pouvant impunément y séjourner.

1. *In: Monde dentaire*, mai 1913.
2. *In: Sud-Est dentaire*, oct. 1912.

jection de 3 à 4 gouttes de teinture d'iode aussi loin que possible dans les canaux et évaporation par l'air chaud — pour les cas compliqués (abcès,

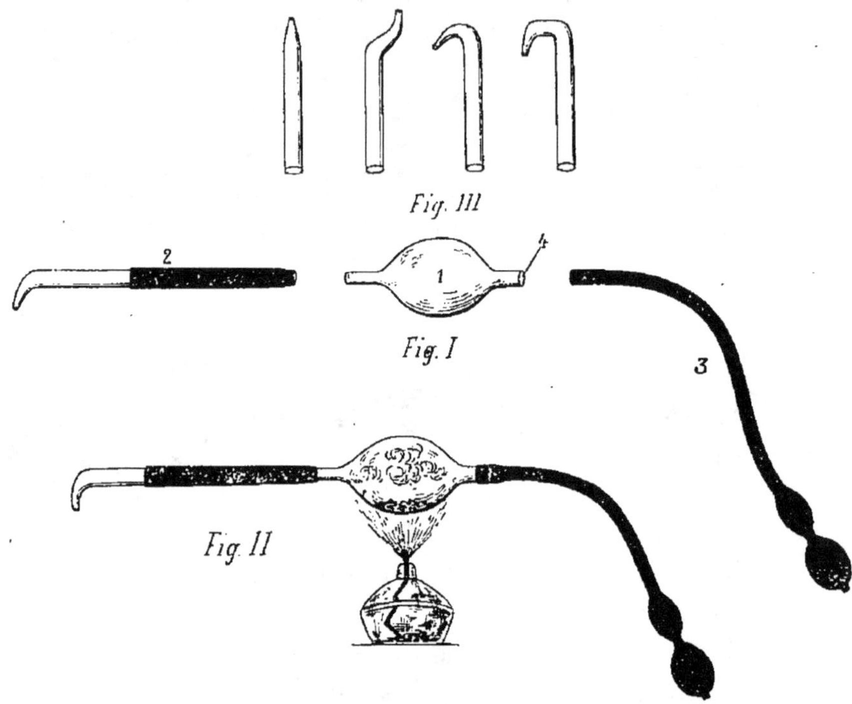

— *Procédé P. Bernard* —

fistules, kyste) il associe à la teinture d'iode le *Chlorétone* dans la proportion de 15 à 20 °/₀ [1], très efficace dans la pulpite (Bonnard) [2] (V. Appendice).

Contre l'exostose on badigeonne la gencive à l'endroit de la racine malade, trois ou quatre fois par jour. Le plus souvent, dans ce cas, on associe la teinture d'iode à l'iodure de potassium. Efficace

1. *In : Le Laboratoire,* 22 déc. 1912.
2. *In Bull. synd. chir. dent.,* oct. 1913. — V. Sadrin, *Journal odontologique,* février 1912.

aussi contre l'arthrite temporo-maxillaire dans ce
cas ne pas faire plus de trois applications successi-
ves afin d'éviter de laisser sur le derme de la joue
une trace indélébile — ou alors adjoindre un corps
gras — mais dans ce cas l'application serait moins
active.

<pre>
Teinture d'iode . . . .   5 grammes
Iodure de potassium   1   —
</pre>

(On peut aussi l'employer sous forme de glycéré
ou de pommade.)

A l'intérieur, l'iode s'emploie contre la scrofule
(iodure de sodium) la salivation mercurielle, le ptya-
lisme des femmes enceintes, les affections d'origine
syphilitique (mais dans ce cas on emploie l'iodure
de potassium).

En badigeonnages, deux ou trois fois par jour,
sur la gencive à l'endroit de la dent malade, pour
favoriser la résolution des inflammations, dans la
périostite alvéolo-dentaire, la gingivite avec ébranlement des dents, pour modifier les tissus, dans
l'ostéo-périostite. On l'applique aussi au collet des
dents après un nettoyage comme antiseptique et cicatrisant. Efficace dans la gingivite des femmes
enceintes.

On peut également en badigeonner les tissus
péri-dentaires c'est-à-dire le champ opératoire avant
ou après les interventions comme préventif de l'infection.

On l'emploie aussi dans la stomatite simple, ou
gangréneuse. En glycéré ou pure contre les douleurs de dentition.

En injections, pour obtenir l'adhésion des parois, modifier les surfaces et favoriser la résolution des inflammations aiguës ou chroniques. En général, la teinture d'iode s'emploie pour combattre toutes les affections de nature septique et purulente. Pour modifier les brûlures au 1ᵉʳ degré même.

Afin de combattre l'odeur insupportable de l'haleine de certains sujets et concourir à la désinfection de la cavité buccale, M. P. Carles propose comme très efficace la préparation ci-dessous :

>   Teinture d'iode . . . . 20 grammes
>   Iodure de potassium 1   —
>   M.

loger le composé dans un flacon compte-goutte, puis verser 1 à 3 gouttes dans un quart de verre d'eau tiède et faire rincer la bouche. (Voir à l'*Appendice*, page 259). On l'emploie aussi à la recherche de la dentine cariée (Darcissac) sa formule :

>   Iode. . . . . } ââ 1 gramme
>   Iodure de potassium. . . . . . . }
>   Eau. . . . . 15 grammes
>   M.

déposer dans la cavité déjà curetée 1 goutte puis irriguer à l'eau tiède, la dentine cariée restera colorée en brun.

> *Injection iodée*
>
>   ℞ Teinture d'iode. . . . . 2 grammes
>   Eau tiède 200   —
>   M.

Glycéré d'iodure de potassium ioduré

Iodure de potassium	5 grammes
Iode	1 —
Glycérine	40 —
	(Codex)

Pommade d'iodure de potassium ioduré

Iode	1 gramme
Iodure de potassium	5 —
Axonge benzoïnée	40 —
Eau distillée	Q. S.
	(Codex)

Gargarisme contre l'ébranlement des dents

Tannin	8 grammes
Teinturé d'iode	4 —
Iodure de potassium	1 —
Teinture de myrrhe	5 —
Eau de roses	200 —

Antidotes. — Comme contre-poisons chimiques on préconise la fécule et les matières albuminoïdes.

Une cuillerée à bouche toutes les cinq minutes de la préparation ci-dessous, pour combattre l'empoisonnement par l'iode (*Rev. odont.*) :

Amidon	8 grammes
Eau	Q. S. pour faire 150 gr.
Lait de magnésie calcinée	150 grammes

Décolorant : L'ammoniaque. (Voir chapitre Appendice.)

Iode et Aconit (teinture d')

RÉSOLUTIF-RÉVULSIF. — ANTISPASMODIQUE

Nous ne ferons pas la matière médicale de cette mixture, qui possède les propriétés réunies des deux médicaments qui la composent.

On fait entrer dans ce composé soit la teinture, soit l'alcoolature d'aconit.

Teinture d'iode. . . . . 5 grammes
—   d'aconit 5   —
                    —
Teinture d'iode. . . . . . . en parties égales
Alcoolature de racines d'aconit.   —

Cette mixture s'emploie à l'aide d'un pinceau sur la gencive à l'endroit de la racine malade, dans la périostite alvéolo-dentaire et sur toute l'étendue des gencives dans la gingivite essentielle, la fluxion dentaire. — On peut en appliquer sur la gencive après avoir pansé une dent et principalement quand on aura cautérisé ou fait la pulpectopie.

Pour enfants (usage externe)

Teinture d'iode fraiche. . . . . { àâ 4 grammes
Teinture d'aconit. . . . . . . {
Gaiacol synthétique cristallisé . . 2 grammes
                                        (Dauchez)

Frictionner avec un petit tampon la gencive à l'endroit de la dent causale.

L'eau que contient la teinture d'aconit ayant l'inconvénient d'altérer la teinture d'iode, on devra, pour bien faire, n'effectuer le mélange de ces deux médicaments qu'au moment de les employer, et, lorsqu'on l'ordonnera, n'en prescrire que de petites quantités, afin de renouveler la mixture.

Iodoforme (CHI³)

TOXIQUE ANTISEPTIQUE. — ANTIPUTRIDE ANTIFERMENTESCIBLE

(*Propriétés analgésiques locales*)

L'iodoforme se présente à nous sous forme de paillettes nacrées jaunes, semblables à du soufre broyé, d'une odeur très désagréable et persistante, d'une saveür douce, peu ou point soluble dans l'eau, plus soluble dans l'alcool, l'éther et le chloroforme. Les solutions d'iodoforme prennent une teinte foncée par suite de la mise en liberté de l'iode. Ce corps fut découvert par Sérullas en 1822.

L'iodoforme, au point de vue de sa constitution moléculaire, est analogue au chloroforme, c'est un composé dans lequel trois équivalents de chlore sont remplacés par trois équivalents d'iode (Paulier).

En thérapeutique dentaire ses applications sont tout à fait restreintes.

On l'emploie dans les caries du 4° degré, dissous dans le chloroforme ou l'éther, quelquefois à l'état pulvérulent, et introduit dans les canaux à l'aide de mèches.

(Pour le mode opératoire, voir *Acide phénique,* cas n° 3.)

La manière de masquer la mauvaise odeur de ce topique quand il est introduit dans une dent est de recouvrir le pansement d'une boulette de coton trempée dans la solution suivante :

> Camphre cristallisé . . . . 2 grammes
> Ether sulfurique . . . . Q. S.

D'après de récentes recherches, il appert que la puissance antiseptique de l'iodoforme est très faible, son pouvoir bactéricide n'aurait aucun effet sur les microbes de la suppuration (Staphylocoques et Streptocoques).

Iodure de potassium (KI)

EXCITANT. — RÉSOLUTIF

L'iodure de potassium cristallise en petits cristaux cubiques, incolores, anhydres, déliquescents, d'une saveur salée assez désagréable, solubles dans moitié de leur poids d'eau et dans 6 fois leur poids d'alcool.

Ces cristaux contiennent 76,23 d'iode pour 23,67 de potassium (Paulier).

C'est une solution de potasse caustique à laquelle on ajoute de l'iode, qui entre dans la préparation de l'iodure de potassium.

Usages thérapeutiques. — En odontotechnie on emploie cet agent pour : 1° amener la résolution des tumeurs de la gencive ou des abcès ayant pour

cause une dent malade ; 2° pour combattre les exostoses dentaires ; 3° la constriction des mâchoires
d'origine dentaire. (A l'intérieur, c'est le spécifique
des accidents tertiaires de la syphilis ; dans ce cas,
on lui associe le mercure ; on lui substitue également l'iodure de sodium qui est aussi actif mais
moins toxique, moins fatigant pour l'estomac.)

Mixture à appliquer trois fois par jour sur la
gencive, à l'endroit de la dent ou de la racine malade (cas numéros 1 et 2).

Iodure de potassium, de   . . .   0,50 à 1 gramme
Teinture d'iode.   5   —

Glycéré pour le cas n° 2

Iodure de potassium . . . . . .   4 grammes
Glycéré d'amidon 30   —

On fait dissoudre l'iodure dans son poids d'eau
et l'on ajoute au glycéré (*Codex*).

Pour le cas n° 3, on appliquera la pommade suivante sur la joue dans toute l'éteudue du masséter
en opérant un léger massage de celui-ci. — Répéter les applications plusieurs fois par jour (on pourra
substituer la vaseline à l'axonge).

Pommade

Iodure de potassium . . . . 4 grammes
Axonge benzoïnée 30   —
Eau distillée . . . . Q. S.

On dissout l'iodure dans la quantité d'eau stric-
tement nécessaire et on triture avec l'axonge pour
avoir une pommade homogène (*Codex*).

L'iodure de potassium entrera également dans toutes les formules où l'iode sera prescrit en présence de l'eau — car il en empêche la dissociation — 0 gr. 50 à 1 gramme pour 10 ou 20 de teinture d'iode — de cette façon l'iode reste toujours dissous. et est d'une odeur et d'une saveur supportables.

Dans les cas d'indurations, de tumeurs, on pourra administrer à l'intérieur conjointement avec les pommades, l'iodure de sodium sous forme de dragées 2 à 3 par jour (V. Formulaire).

Lacto-phosphate de chaux

La pâte de lacto-phosphate de chaux se prépar avec 3 ingrédients, ce sont : 1° un magma de phosphate de chaux ; 2° du phosphate de chaux en poudre ; 3° un acide, l'acide lactique, lequel a la propriété de dissoudre très facilemeut le phosphate de chaux ; cette pâte est employée pour recouvrir les pulpes découvertes lorsque celles-ci sont saines.

Laudanum de Sydenham, de Rousseau

NARCOTIQUE — CALMANT

Le laudanum s'appelle aussi Vin d'opium. Il existe deux compositions de laudanum, l'une de Rousseau ou vin d'opium par fermentation, l'autre de Sydenham ou vin d opium composé. Ce dernier est moitié moins fort que le premier.

Voici, d'après le Codex, la formule de ces composés :

Laudanum de Sydenham

Opium	200	grammes
Safran	100	—
Cannelle.	15	—
Girofle	15	—
Vin de Malaga	1.600	—

Vin de Rousseau

Opium	200	grammes
Miel blanc	600	—
Eau chaude.	3.000	—
Levure de bière	40	—
Alcool à 60°	200	—

Le laudanum de Sydenham se donne à l'intérieur en potions à la dose de 10 à 20 gouttes et de 15 à 20 sur des cataplasmes. Le laudanum de Rousseau étant une fois plus fort, on modifiera les doses. On le fait entrer dans la formule de gargarismes, de collutoires, de mixtures. Appliqué pur dans une dent cariée pour calmer une pulpite, on en retirera de très bons effets.

Menthol ($C^{10}H^{20}O^{2}$)

STIMULANT. — ANTISPASMODIQTE-ANTISEPTIQUE

Se présente sous l'aspect de cristaux blancs prismatiques, savonneux, solubles dans l'eau chaude, l'éther — appelé camphre de menthe — d'une odeur agréable, d'une saveur chaude et piquante faisant bientôt place à un sentiment d'extrême fraîcheur.

En odontotechnie, on s'en sert comme antiseptique en le faisant entrer dans certaines formules. (V. chloroforme, aldéhyde formique.)

On peut également en mettre nne toute petite quantité dans un flacon d'éther destiné aux pulvérisations anesthésiques locales, dans ce cas, il augmente le pouvoir réfrigérant. Il sert également de base aux crayons antimigraine (V. Ether).

Mixture pour l'obturation des canaux

℞ Cristaux de menthol . . . . . . 0,05 centigr.
Acide thymique . . . . 0,02 centigr. 1/2
Camphre. . . . . 1 gramme
Paraffine pure. . . . . 0,02 centigr. 1/2
Chloroforme . . . . 10 grammes
M.

à introduire dans les canaux accessibles à l'aide de mèches d'ouate saturées qu'on laisse à demeure à faire goutter dans les canaux tortueux ou inaccessibles.

Le menthol sert encore à masquer l'odeur de certains produits, tel le chloroforme. (V. chloroforme.)

Morphine (Chlorhydrate de)

$$(C^{34}H^{19}AzO^6, HCl + 6HO)$$

TOXIQUE, NARCOTIQUE, ANTISPASMODIQUE

Le chlorhydrate de morphine a l'aspect de cristaux blancs, floconneux, très légers, sans odeur, d'une saveur amère, très solubles dans l'alcool, la créosote, l'acide phénique, dans beaucoup d'eau froide ; solubles en grandes proportions dans très peu d'eau bouillante.

Préparation.— On l'obtient en faisant agir l'acide chlorhydrique sur la morphine ; voici, d'après le *Codex*, la manière de le préparer : la morphine est réduite en poudre très ténue ; on y ajoute de l'acide chlorhydrique étendu de son volume d'eau en quantité suffisante pour obtenir une solution complète. On concentre ensuite la liqueur au bain-marie, et on laisse cristalliser.

Usages thérapeutiques dentaires. — 1. Très efficace dans les caries douloureuses du deuxième degré, pour permettre d'exciser les tissus morbides sans causer la moindre sensibilité au patient et permettre d'obturer sur-le-champ.

Pendant la préparation d'une cavité, il peut arriver que l'on rencontre de la sensibilité de l'ivoire, et qu'il soit impossible de continuer l'opération, soit du ruginage, soit de l'obturation.

Modus faciendi. — Dans ce cas, prendre un petit bloc de chlorhydrate de morphine, équivalent en volume à la capacité de la carie, l'introduire dans la cavité préalablement desséchée et mise à l'abri des liquides buccaux. Laisser tomber une goutte d'essence de cannelle ou de girofle. Une fois le médicament fondu, l'opérateur devra assécher le champ opératoire avec une boulette d'ouate, un peu d'air chaud et continuer l'opération qu'il avait entreprise (renouveler si besoin est) ;

2. Comme pansement pour combattre la pulpite ;

3. Dissous dans la créosote ou l'acide phénique et porté dans les canaux dentaires à l'aide d'un

tire-nerf, pour permettre d'enlever les filets nerveux sans causer la moindre douleur au patient ;
au besoin ajouter une goutte d'adrénaline pour
empêcher de saigner ; (on peut ajouter cocaïne ââ).

4. Associé à l'acide arsénieux, pour apaiser la
douleur causée par ce dernier pendant la dévitalisation pulpaire ; à l'aldéhyde formique pour atténuer l'irritation qu'il produit ;

5. On l'utilise en injections hypodermiques pour
calmer les spasmes.

```
Chlorhydrate de morphine.  . . . . .   1 gramme
Eau .  . . . . . . . . . . . . . .   30    —
Glycérine.  . . . . . . . . . . .    5    —
                                  (Paulier).
```

Par prudence autant que cela se pourra, le chirurgien devra éviter de faire ces injections dans son
cabinet, mais plutôt au domicile des malades ;

6. En collutoire.

Le dentiste peut se servir également du chlorhydrate de morphine pour apaiser de légères douleurs
névralgiques, ou bien pour calmer les spasmes du
voile du palais avant la prise des empreintes, badigeonner légèrement les muqueuses avec un pinceau trempé dans la solution suivante :

```
Chlorhydrate de morphine.  . . . . . .   0 gr. 50
      —        de cocaïne . . . . . .    0 — 05
Eau .  . . . . . . . . . . . . .   20 —
Glycérine.  . . . . . . . . . . .    2 —
```

7. Quelques praticiens donnent cinq à dix gouttes de la solution ci-dessous dans un quart de verre

d'eau sucrée pour calmer, chez certaines personnes, la surexcitation nerveuse causée par l'avulsion d'une dent :

Chlorhydrate de morphine	50 centigr.
Glycérine neutre ˉ.	5 grammes
Eau de tilleul.	100 —

Liniment gingival contre l'odontalgie

Chlorhydrate de morphine	0 gr. 30
— de cocaïne.	0 — 25
Acide benzoïque	5 —
Eugénol.	6 —
Alcool absolu	30 —
M.	(Wilson).

Frictionner la gencive.

Pansement calmant (Roy)

Chlorhydrate de morphine. . . . . ⎫ ââ 0 gr. 01
— de cocaïne . . . . . ⎭
Essence de girofle q. s. p. consistance de pâte épaisse :

efficace sur les pulpes malades ; en déposer gros comme la tête d'une épingle et isoler par gutta ou amiante spéciale.

Le sirop de morphine trouve également son emploi dans toutes les formes de douleurs, de névralgies, d'inflammations.

(V. Chloral.) Association de ces deux corps pour produire l'hypnose (V. aussi cocaïne).

Antidotes, V. ci-contre.

Morphine (Acétate de)

Nous ne nous arrêterons pas sur ce sel ; s'altérant facilement et étant moins soluble que le chlorhydrate, nous lui substituons presque toujours ce dernier.

Antidotes. — Café, thé, belladone, frictions sèches.

(Voir : Toxiques et antidotes.)

Myrrhe

La myrrhe est un produit odoriférant qui nous vient de l'Arabie Heureuse. C'est une sorte de gomme résineuse qui se récolte en larmes et en grains roussâtres, lourds et très peu transparents ; sa saveur est âcre et amère.

En odontotechnie nous l'employons sous forme de teinture, au lieu de la teinture de benjoin.

La teinture de myrrhe est un liquide astringent.

Nous faisons entrer cette teinture dans la composition de certains gargarismes et collutoires.

Collutoire

℞ Alun . . . . 0 gr. 25
  Teinture de myrrhe . . . . 5 —
  Glycérine neutre . . . . 25 —
      M. s. a.
Toucher avec un pinceau.

Naphtol ($^{10}H\,^{8}O$)

ANTISEPTIQUE

Le naphtol ou phénol de naphtaline s'obtient par la distillation de la houille — il en existe deux sortes dont la composition est semblable, ces deux isomères ne sont que les lettres *A* et *B* — l'*A* se présente sous forme d'aiguilles blanches cristallisées, le *B* affecte la forme de lamelles blanches peu solubles dans l'eau, plus dans l'alcool, l'éther. Tous deux sont peu toxiques à hautes doses, aussi emploie-t-on leurs qualités désinfectantes d'une façon prépondérante dans les infections intestinales.

En art dentaire on le fait entrer dans la formule d'irrigations et de gargarismes, on l'associe fréquemment à l'acide borique.

Solution

Naphtol B. . . . .   2 grammes
Alcool 100   —
Glycérine neutre 10   —
    M. s. a.

En gargarisme

Naphtol B. . . . . 0,10 centigr.
Alcool . . . . 10 grammes
Acide borique 20   —
Eau bouillie 500   —
    F. s. a.

On peut masquer l'odeur par une essence aromatique au goût du malade.

Néosalvarsan (914)

(606 NEUTRE EMPLOYÉ SANS SOUDE)
(Spirochéticide très actif)

Le néosalvarsan ou dioxydiamidoarsénobenzol-monométhylènesulfoxylate de soude est en quelque sorte un perfectionnement du 606, se présente sous l'aspect d'une poudre jaune d'une odeur particulière soluble *dans l'eau* et *le sérum physiologique*; plus tolérable et moins toxique, ses solutions sont à réaction neutre. Il agit malgré cela de la même façon spécifique que le salvarsan (voir 606) sur les tréponèmes et sur l'organisme syphilitique, d'après les plus récentes expériences il serait : spirillitrope et non organotrope — lorsqu'on emploiera l'eau comme dissolvant toujours se servir d'eau distillée très récente car il est urgent pour éviter les intoxications que le dissolvant soit exempt de microorganismes, ne jamais faire chauffer la dilution — nous devons préférer cet agent au salvarsan dans la pratique odonto-stomatologique — (pour les applications et manipulations, voir 606).

Pour les injections intra-veineuses le procédé de Ravaut est mis à l'ordre du jour en ce qui consiste dans la réduction du véhicule et permet de ce fait une plus grande rapidité dans la manœuvre tout en facilitant d'observer d'une manière plus efficace les effets de l'injection (à titre documentaire).

Odonto-stomatologie. — En applications locales aqueuses ou glycérinées de 1 à 10 °/₀. Inoffensif et très efficace dans les états infectieux non syphilitiques : angine ulcéro-membraneuse, angine de Vincent, ulcérations gingivales, scorbut, pulpites gangréneuses, etc.

En injections intra-veineuses : dans les affections spécifiques qu'il amende ou guérit rapidement. Stomatite mercurielle, leucoplasie, gommes du palais, cancer de la langue d'origine syphilitique, etc.

Nitrite ou azotite d'amyle

Ether amilnitreux ($C^{10}H^{10}.BZO^3HO-AZO^2C^5H^{11}$)

VASO-DILATATEUR. — STIMULANT
(ANTIHÉMORRAGIQUE)

Liquide un peu jaunâtre, très volatil, inflammable, d'une odeur suave, très pénétrante, rappelant celle des bonbons dits « anglais », de la banane [1], sa saveur est légèrement chaude et cuisante. Insoluble dans l'alcool.

Inhalé, il prend de prime abord à la gorge, puis ce sentiment disparaît bientôt pour faire place à une sorte de bien-être qui n'est que très passager, car la tête se congestionne par suite de l'afflux du sang dans les vaisseaux, la face s'empourpre, la tête semble vouloir éclater. C'est en somme un agent avec lequel il convient d'agir prudemment, car des inhalations trop prolongées seraient susceptibles d'arrêter les battements du cœur. S'emploie avec succès en inhalations, pour combattre l'asthme, l'angine de poitrine, l'anémie cérébrale (excite le

---

1. Comme on dit du chloroforme qu'elle rappelle celle des pommes de reinette.

cerveau, active les battements du cœur, dilate les artères). On l'a préconisé contre le mal de mer. Mais où il est de grande utilité, c'est comme préventif ou curatif de la *syncope* en inhalations post-opératoires cinq à six gouttes sur un mouchoir ou une compresse qu'on fait passer sous l'olfactif du patient. Celui-ci se remet presque immédiatement. Il suffit même quelquefois de faire respirer trois ou quatre secondes le bouchon du flacon (bouchon d'émeri).

Son emploi sera également appréciable, même pendant qu'on opérera la traction rythmée de la langue.

Toujours en inhalations, d'aucuns chirurgiens accoucheurs l'ont employé avec succès pour arrêter des hémorragies.

Il doit d'urgence faire partie de la pharmacie du chirurgien-dentiste.

Nota. — Il agit au contraire de la digitale.

Oxyde de zinc (ZnO)

La poudre d'oxyde de zinc est anhydre, blanche, insoluble dans l'eau, plus dans les acides elle n'a aucune odeur. On se sert généralement de l'oxyde de zinc comme poudre inerte pour former une pâte destinée à être introduite dans une cavité cariée, lorsqu'on se trouve près de la pulpe ; c'est en quelque sorte un léger revêtement qui doit précéder l'obturation et est destiné à renforcer la mince couche d'ivoire qui se trouve sur la pulpe dans certains cas, ou mieux encore c'est une matière obturatrice, non conductrice, destinée à isoler la pulpe des variations de température, on la mélange à différentes autres poudres, il entre également dans la formule des ciments dentaires, associé à la gutta il forme une pâte appelée : pâte de Hill on de X ou de Z du nom des fabricants.

Ciment traitement à l'oxyde de zinc (calmant, antiseptique), formule de M. Fayoux, de Niort :

Cette pâte est destinée dans la pensée de l'auteur à être substituée aux petits cotons, elle durcit au bout de vingt à trente secondes la salive n'a aucune action sur elle et elle acquiert un dégré de solidification égal à la meilleure gutte dentaire, se retire aussi facilement qu'elle à l'aide de la rugine.

Cette pâte sert à obturer d'emblée pour un certain laps de temps les caries douloureuses du 2e degré — en somme c'est un ciment d'expectative — on s'en sert également comme fond isolateur sous une obturation métallique — à sa qualité de substance obturatrice provisoire ce composé joint à son action thérapeutique un pouvoir antiseptique.

On peut s'en servir pour recouvrir tous les pansements notamment ceux d'acide arsénieux afin de les bien maintenir en place. On peut également imprégner de ce ciment une boulette d'ouate d'occlusion plus facile à enlever que la pâte seule, d'ailleurs de sa consistance au moment de l'application dérivera sa dureté. En somme on peut faire toutes les combinaisons possibles, surtout en présence de cavités douteuses.

Formule

Oxyde de zinc sublimé . X... quantité
Acide eugénique. . . . Q. s. pour former une pâte

L'acide eugénique n'est autre que de *l'eugénol* qui lui-même est de l'essence de girofle oxydée à l'air. L'auteur prétend que la combinaison de l'eugénol et de l'oxyde de zinc dégage lentement et continuellement de l'oxygène, d'où son pouvoir antiseptique.

J'ai employé de différentes manières ce composé et en ai retiré de bons effets. Lorsque je le place au fond des cavités (2ᵉ degré très profond) préalablement traitées pour me fixer sur le résultat de mon intervention, je dépose au fond de la cavité une couche de ce ciment et le recouvre d'une boulette occlusive isolée du ciment par une lamelle de feuille d'étain de cette façon je retire ma boulette occlusive qui de ce fait n'est pas collée au ciment puisqu'elle est isolée, j'enlève la lamelle d'étain et puis procéder de suite à l'obturation sans avoir autre chose à enlever que quelques bavures de ciment, je l'emploie également comme je le dis précédemment pour imprégner les boulettes d'ouate servant de pansement occlusif provisoire, dans ce cas recouvrir la boulette aussitôt en place d'un atome de collodion pour que la langue ne touche pas au pansement. (V. au formulaire.)

Oxygène

GAZ OXYGÈNE. — AIR VITAL. — OXYDANT
DÉSINFECTANT PUISSANT

Découvert par Priestley en 1774 et dont les principales propriétés ont été mises en évidence par Lavoisier. Il a été liquéfié par MM. Raoul Pictet et Cailletet en opérant à 150° sous une pression d'environ 300 atmosphères.

C'est le plus important des corps au point de vue de la physiologie et de la chimie. Il existe partout en abondance, dans l'air, dans l'eau (protoxyde d'hydrogène). On le donne concurremment avec les anesthésiques.

Il s'obtient en chauffant dans une cornue un mélange de chlorate de potasse et de bioxyde de permanganèse. C'est un gaz élastique, insipide, incolore, inodore, incombustible, quoique ayant le pouvoir de rallumer les corps en ignition, combiné avec l'hydrogène il fait explosion au contact de la flamme ou de l'étincelle électrique d'après Demarquay et Leconte, il donne d'excellents résultats dans le cas de gangrène localisée. Il détruit les anaérobies et redonne de l'activité aux éléments chargés de la défense de l'organisme.

L'oxygène air vital tue, d'après Paul Bert, s'il est respiré à trop forte pression, manié avec précautions, en inhalations, il sert à ranimer les malades affaiblis soit après le cours de maladies, soit consécutivement à des interventions chirurgicales, également dans les états cachectiques.

Il arrête les oxydations intra-organiques, s'oppose à la fermentation et à la putréfaction.

M. Limousin a perfectionné les appareils primitifs pour la préparation de ce gaz ; il y a différents procédés pour l'obtenir.

On l'emploie en odontotechnie pour désinfecter les canaux dentaires en le faisant fuser à travers l'apex radiculaire, pour amener la cicatisation des trajets fistuleux, les infections, les suppurations alvéolaires, les affections ligamentaires.

On s'en sert également pour véhiculer des médicaments préalablement introduits dans le canal et les faire ressortir à la gencive par le bord libre ou par le trajet fistuleux pathologique ou par un trajet artificiel ménagé *ad hoc* à travers la gencive et le conduit alvéolaire.

(Voir au chapitre : Appendice : gaz oxygène sous pression).

Perchlorure de fer (Fe²Cl³)

CAUSTIQUE. — ASTRINGENT
HÉMOSTATIQUE ÉNERGIQUE

Le perchlorure de fer ou sesquichlorure de fer, chlorure ferrique, à l'état solide, est cristallisé en lames violacées, brillantes, anhydres ; soluble dans l'eau, l'alcool et l'éther. On emploie ordinairement la solution officinale du *Codex* qui marque à l'aréomètre de Baumé 30°. Cette dilution aqueuse contient 26 % de chlorure ferrique cristallisé. Cette préparation se présente sous la forme d'un liquide transparent, jaune-rougeâtre, très volatil, d'une saveur styptique.

Le perchlorure de fer est le résultat d'une combinaison du fer avec le chlore.

C'est un hémostatique excessivement puissant et des plus employés. Il a la propriété de coaguler le sérum du sang et l'albumine. (V. Ferripyrine).

En odontotechnie nous avons recours à la solution officinale pour arrêter les hémorragies qui se

produisent dans la cavité buccale (muqueuse gingivale et buccale) ; à l'extérieur, on peut appliquer
cette solution à l'état pur ou additionnée d'eau
pour pratiquer le tamponnement des alvéoles après
l'avulsion d'une dent, et, s'il s'agit d'hémorragies
des muqueuses, on fera des applications d'une solution contenant de 1 à 3 grammes de la solution
officinale pour 100 d'eau bouillie (pour les gargarismes on portera la solution à 200 de véhicule) ;
après l'extraction d'une dent il peut survenir une
hémorragie qui n'accuse nullement l'intention de
vouloir s'arrêter pour qu'il soit utile d'y remédier.

Dans ce cas on trempe une boulette de coton,
de charpie ou d'amadou dans la solution officinale,
et on l'introduit au fond de l'alvéole de la dent
extraite, puis on bouchera aussi bien que possible
l'orifice laissé par l'opération avec une boulette de
coton imprégnée de teinture de benjoin. Si besoin
est, on renouvelle l'application. En présence d'hémorragies incoercibles donner concurremment à
l'intérieur : soit le sirop de perchlorure de fer, 20 à
30 gouttes de perchlorure dans une potion sucrée
ou la teinture de noix vomique à la dose de 5 à
10 gouttes, l'ergotine. En dernier lieu le sérum
gélatiné.

Dans tous les cas, nous conseillons de n'employer
cet agent qu'en dernier ressort et lorsqu'on aura
essayé de tamponner les alvéoles soit avec de l'eau
oxygénée, chloroformée, soit avec de l'alcool, de la
teinture de benjoin, de myrrhe, du collodion, du
tanin, l'antipyrine et que ces moyens auront échoué.

A l'intérieur, pour prévenir les hémorragies post-
opératoires chez les hémophiles, faire prendre deux

ou trois jours avant l'avulsion d'une dent ou chicot, du sirop de perchlorure de fer ; une potion contenant 10 à 25 gouttes de solution officinale par 100 grammes de liquide, cette manière nous a fort bien réussi.

Comme succédanés : On emploie les sérums à la gélatine, la noix vomique.

Antidotes : Les évacuants ; les délayants, les albumineux.

Perhydrol ($H_2 O_2$)

ANTISEPTIQUE TRÈS PUISSANT. — BACTÉRICIDE

Le perhydrol ou peroxyde d'hydrogène se présente sous forme d'un liquide incolore, inodore, limpide, neutre à 100 volumes.

C'est un liquide exempt d'acides et d'alcalis, de stabilisation indéfinie (c'est une eau oxygénée améliorée).

Mis en contact avec les muqueuses et les substances organiques, il développe dans une réaction véhémente tout son oxygène libre, c'est-à-dire 10 à 12 fois le volume employé, et ne laisse aucun autre résidu que de l'eau stérile ce qui a une certaine importance au point de vue buccal. Les bulles d'oxygène naissant qu'il provoque soulèvent et emportent les particules de toutes sortes contenues dans les mille recoins des tissus ou organes.

Ses usages thérapeutiques sont les mêmes que ceux de l'eau oxygénée (s'y reporter).

Le perhydrol à usages dentaires doit être de préférence, le *perhydrol buccal ou le perhydrol merck*

qui se trouvent en spécialités et sont préférables
à l'eau oxygénée du codex car elles sont stabili-
sées et par conséquent moins altérables.

Mode de préparation pour usage bucco-dentaire

℞ Perhydrol. . . . . . . 1 gramme ⎫   donne :
Eau distillée ou bouillie. 9   —   ⎰ Eau oxygénée à 10 vol.

De cette façon on sait à peu de chose près le titre de la dilution que l'on emploie.

Lorsqu'on aura procédé au blanchiment des dents
décolorées par la carie à l'aide du perhydrol, afin
de conserver la nuance obtenue et même l'améliorer à la longue, il sera bon de faire l'obturation coronaire avec un ciment à l'oxyphosphate de nuance
claire au liquide duquel on aura incorporé au moment du malaxage une partie de peroxyde de zinc.

Le perhydrol ainsi que l'*eau oxygénée* peuvent
être substitués avantageusement à l'*adrénaline*
dans les formules usitées pour injections anesthésiques (méthode Marmouget, de Bordeaux) l'*ischémie*
produite offrirait moins d'inconvénients que celle
résultant de l'adrénaline : troubles circulatoires,
syncopes, sueurs froides, etc.

Nos confrères G. Mahé et P. Vanel [1] qui ont
étudié et expérimenté cette méthode préparent
ainsi l'injection : « Pour préparer le mélange injectable, nous versons dans une capsule de porce-
laine ou de nickel : 1° (avec le perhydrol) 4 centimètres cubes de solution de cocaïne à 1/200 ou de

1. Se reporter pour plus amples détails : *In l'Odontologie*,
30 septembre 1913.

novocaïne à 2/100 et une goutte de perhydrol ;
2⁰ (avec l'eau oxygénée) 1 centimètre cube de cocaïne au 1/100 ou 1 centimètre cube de novocaïne
à 4/100 et 1 centimètre cube d'eau oxygênée à *cinq
volumes*. En portant ce mélange juste à l'ébulli-
tion nous obtenons le liquide injectable. »

Injecter lentement, solution tiède avec aiguille
de platine. 1 centimètre cube de liquide peut suffire (pour autres usages V. p. 124. Eau oxygénée).

Permanganate de potasse (Ko, Mn², O7).

DÉSINFECTANT. — ANTIPUTRIDE. — CAUSTIQUE

Le permanganate de potasse cristallise en prismes noirs, à reflets violets, sans odeur, d'une saveur styptique et âcre. Les reflets métalliques produits par le miroitement de ses cristaux sont
superbes. Dissous dans l'eau, le permanganate de
potasse lui communique une teinte d'nn rouge pour-
pre admirable. Il communique à l'eau une odeur
marécageuse.

Ce médicament fut introduit dans la thérapeutique, en 1861, par M. Condy.

Usages thérapeutiques. — Etant un puissant désinfectant, la permanganate de potasse peut s'employer pour combattre les affections de nature septique. — En gargarismes, en lotions, en injections
dans les trajets fistuleux et dans les tissus nécro-
sés, pour aider à l'élimination des séquestres et
favoriser la cicatrisation, à la dose de 50 centigrammes à 1 gramme % d'eau distillée.

Gargarisme

Permanganate de potasse cristallisé.   1 gramme
Eau distillée   400   —
Sirop de mûres   60   —
Essences d'anis ou de menthe. . .   XX gouttes

Injection-irrigation

Permanganate de potasse. . . . .   0 gr. 50
Eau distillée . . . .   200 grammes

Les solutions s'altèrent rapidement, surtout celles contenant de l'alcool, des sirops : quand on en ordonnera aux malades, on fera bien de les renouveler souvent.

En somme, c'est un excellent antiseptique qui a la propriété d'abandonner une grande partie de son oxygène en faveur des matières organiques, et de ce fait de favoriser par oxydation la destruction des bactéries. — Décolorant : Bisulfite de soude.

Le Radium

MICROBICIDE. — ANALGÉSIQUE. — SÉDATIF
STIMULANT. — DÉCONGESTIF. — CICATRISANT

Le radium est un corps merveilleux, une sorte de *sorcier chimique*, il a été isolé en 1910 par Mme Curie et M. Debierne en partant d'un amalgame ; mais auparavant (1896) Becquerel avait découvert la *radioactivité* ou pouvoir de rayonnement spontané.

Il se trouve partout dans la nature, néanmoins il s'extrait de la plechblende, minerais d'uranium (d'autres métaux en contiennent mais en moins grande quantité tels : le *polonium*, le *thorium*) dont les plus importants gisements se trouvent en France à Gruri près d'Autun. Les eaux minérales de Bussang, Plombières, La Bourboule pour ne citer que celles-ci possèdent une radioactivité due à la présence du radium au niveau des sources.

L'action du Radium se produit de deux manières : par ÉMANATION (gaz, ionisation) et par RADIATION (chaleur). Ce rayonnement rend lumineux dans l'obscurité le sulfure de zinc et le diamant. De tous les corps transparents il n'y a que ce dernier qui soit lumineux en présence du radium. Un sel de radium est susceptible de garder son pouvoir pendant plus de quatre mille ans, 1 gramme mettra 1.300 ans pour devenir un demi gramme et ainsi de suite pour 1/4 de gramme, et coûte actuellement 400.000 francs le gramme — cependant depuis quelques années un M. Armet a fondé à Lille une fabrique de ce sel et il faut espérer qu'au fur et à mesure de sa facilité de production le prix en deviendra plus abordable.

Les propriétés thérapeutiques de ce corps ont été étudiées dans tous les pays par de nombreux savants et cliniciens, en France, MM. Jaboin et Beaudouin nous ont fait connaître le résultat de leurs recherches et de leurs expériences au point de vue pharmacologique, notre confrère Léger-Dorez avec la collaboration de M. Bercat, radiumthérapeute distingué, a étudié quels avantages on pourrait retirer de la radioactivité du radium au point de vue dentaire, de ses expériences, il ressort qu'il a obtenu quelques améliorations dans l'ébranlement des dents et dans la pyorrhée ou plutôt *péri-arthrite alvéolo-dentaire* ainsi que la dénomme le Dr Beltrami au point de vue nosographique [1], qu'il a obtenu un effet soutenu dans l'analgésie de la dentine [2].

Les sels de radium sont employés à l'état sec mais enrobés par du vernis ou par une colle spéciale. (Voir traités spéciaux [3].)

Pour faire un appareil à rayonnement en radiation on procède ainsi : on mélange 1 centigramme de sulfate de Radium à 5 centigrammes de sulfate de Baryum — on répartit sur une surface de 5 centimètres carrés de surface — le tout dans 3 gaines de caoutchouc pour leur éviter l'action de l'humidité — ainsi construits ils donnent environ 30.000 unités (pouvoir rayonnant) — les gaines suppriment également les rayons X — la tablette ainsi obtenue s'applique pendant une demi-heure à une heure sur les points à modifier, bon dans toutes les inflammations de la cavité buccale.

Emanations. — On utilise également en irrigations ou injections et en fréquents rinçages surtout de bouche l'eau chargée de principes radioactifs obtenue en *fontaine radifère* [4], par un dépôt de bromure de calcium. Cette eau peut être employée également comme antiseptique dans la gingivite expulsive, et surtout comme bain dentaire préventif de la carie, on peut l'employer à la purification

1. *In Monde dentaire*, avril 1913.
2. Voir *l'Odontologie*, 30 nov. 1912 et 15 déc. 1912 ; *Le Radium* (Léger-Dorez) 30 mai 1913 ; *Le radium dans le traitement de la pyorrhée alvéolaire* (Warnekros).
3. *Précis de Radiumthérapie* de Bercat.
4. Les fontaines radifères, Léger-Dorez, *in l'Odontologie*, 13 juil. 1913.

de divers objets d'hygiène dentaire, brosses, etc. Ses applications sont déjà multiples et ses effets sont presque aussi sincères qu'ils sont prometteurs.

Les diverses expériences auxquelles le radium est soumis actuellement nous procureront certainement plus d'une surprise et peut-être aussi plus d'une satisfaction.

Saccharine

ANTISEPTIQUE A POUVOIR SUCRANT TRÈS INTENSE

La Saccharine s'extrait du goudron de houille et s'obtient sous forme de poudre blanche inodore à saveur supersucrée, soluble dans l'alcool, l'éther, la glycérine' moins dans l'eau. En raison des petites quantités nécessaires pour sucrer les préparations pharmaceutiques et de sa qualité d'antiseptique on peut la faire entrer comme succédané du sucre dans tous les collutoires, gargarismes et composés dentifrices. Son pouvoir sucrant est si considérable que 5 centigrammes équivalent à un morceau de sucre — de plus elle ne rend pas comme le sucre les préparations sirupeuses — puis elle n'a aucune action sur le foie, d'où permise aux diabétiques ce qui est encore un de ses ultimes avantages — mais il est entendu qu'il ne faut pas en abuser, car, comme tous les dérivés de la houille elle n'est pas exempte de toxicité.

Salvarsan (606)

BACTÉRICIDE PUISSANT

(Épithéliant remarquable.)

Le Salvarsan, arséno-benzol ou 606 d'Erlich, est du dichlorhydrate de dioxydiamidoarsénobenzol. Il se présente sous l'aspect d'une poudre jaunâtre très soluble dans la glycérine.

On l'emploie sous forme d'injections intra-veineuses, intra-musculaires dans la syphilis et ses manifestations, il est regardé à l'heure présente comme un des meilleurs spécifiques de cette infection organique, il aurait encore le don de prémunir contre la stomatite mercurielle, les malades soumis préalablement au salvarsan seraient immunisés contre cette réaction hydrargyrique. Bon également en *applications locales* lorsqu'elle est déclarée.

Il trouve également son emploi dans les manifestations morbides exemptes d'antécédents syphilitiques mais où l'on rencontre des *bacilles fusiformes* et des *spirochètes*, l'angine de Vincent, etc. Nombre de médecins ont étudié et amélioré la méthode d'Erlich, aussi peut-on dire qu'aujourd'hui ce produit est entré dans la pratique courante.

En odonto-stomatologie on l'emploie en injections [1], en lotions, irrigations, instillations, collutoires, ces derniers surtout pour combattre les suppurations, abcès ; les gingivo-stomatites à forme

---

1. Je passe sous silence la pratique des injections ainsi que le dosage, opération qui est plutôt du domaine des syphilithérapeutes.

ulcéreuse, scorbutique, contre la pyorrhée, la glossite superficielle chronique, les plaques muqueuses, la leucoplasie, la gingivo-stomatite mercurielle (préventif et curatif), cette dernière affection serait selon *Milian* une affection spécifique due à une association *fuso-spirillaire ; Gatippe* la considérait comme une affection poli-microbienne.

En applications locales, mettre la poudre de 606 dans un petit mortier de verre, verser la glycérine dans la proportion de 10 % et mélanger avec une baguette de verre, le liquide ainsi obtenu sera jaune clair transparent (préparer toujours extemporanément).

Modus operandi. — Laver préalablement les points d'application à l'aide de sérum artificiel tiède (eau salée 7/1000), appliquer avec un petit pinceau ou une boulette de coton, toucher les ulcérations ou insinuer plus profondément dans les poches purulentes, ne pas faire rincer la bouche après. Selon les cas, faire deux, trois applications dans les vingt-quatre heures, les répéter trois ou quatre jours de suite ou une fois par jour pendant quinze à vingt jours.

Dans certains états, il a été constaté que, chez des malades exempts d'antécédents syphilitiques, n'ont plus eu, après cinq jours de traitement local de bacilles spiriformes ni de spirochètes Et après quinze jours, la réaction de Wassermann était négative chez les avariés. Le 606 d'après Jeanselme guérit la syphilis, mais n'immunise pas. La réinfection est possible... triste perspective !

Succédané : Néosalvarsan (voir précédemment).

(V. appendice : p. 218).

Stérésol

Vernis antiseptique imaginé par F. Berlioz — sorte de collodion médicamenteux — liquide brunâtre d'aspect sirupeux, d'odeur agréable, à saveur cuisante, faisant bientôt place à une sensation analgésique due à la présence de l'acide phénique qu'il contient en de fortes proportions.

Voici du reste sa formule :

```
Gomme laque purifiée  . . . . . .  270 grammes
Benjoin purifié . . . . . . . . .   10    —
Baume de tolu . . . . . . . . .     10    —
Acide phénique cristallisé . . . .  100   —
Essence de cannelle de Chine. . .    6    —
Saccharine. . . . . . . . . . .      6    —
Alcool . . . . . . . . . . .  q. s. pour un litre
```

Excellent topique contre les ulcérations de la bouche et notamment de la langue (Hallopeau).

Siccatif cicatrisant et anesthésique préconisé par M. Papot, dans le traitement de la périodontite expulsive (Roy).

Excellent comme tampon occlusif (employé seul ou pour recouvrir un pansement actif) dans tous les degrés de la carie dentaire — peut rester en place plusieurs jours, sans porter d'odeur *sui generis* ; dans ce cas, ne pas en imprégner complètement la boulette d'ouate et la comprimer ensuite dans la cavité à l'aide d'une boulette sèche destinée à absorber l'excédent du vernis. De préférence incorporer préalablement de l'oxyde de zinc au coton devant être imprégné de stérésol.

Trinitrine $C^6H^5 (AzO^6)^3$

Syn.— Nitroglycérine : Angioneurosine ; Glonoïne
VASO-DILATATEUR

La trinitrine s'obtient en mélangeant de la glycérine avec de l'acide azotique fumant ; cette opération doit s'effectuer avec précaution.

On projette le mélange dans l'eau et on recueille au fond les gouttes huileuses de trinitrine.

D'après Bocquillon Limousin : prop. thérapeutiques, — Huchard, Potain et Hérard ont démontré que le summum d'action thérapeutique de la trinitrine était dans son application à la cure de l'angine de poitrine. C'est un médicament vaso-dilatateur, qui non seulement est utile dans l'angine de poitrine résultant d'une ischémie du muscle cardiaque, mais encore dans toutes les affections de l'aorte, qui produisent de l'ischémie cérébrale (rétrécissement et insuffisance). La trinitrine est employée avec avantage dans la chlorose très intense, dans les névralgies de cause anémique, chez certains hypocondriaques, lorsque les troubles vaso-moteurs, par leur exagération, amènent une véritable anémie cérébrale. Le Dr Huchard en a indiqué l'emploi dans l'anémie cérébrale, la maladie de Stokes-Adam (bradycardie avec attaques apoplectiformes).

M. le Dr Gauthier de Charolles propose le procédé suivant pour annihiler les accidents dangereux de la cocaïne sans nuire à son action locale. C'est en associant la trinitrine à la cocaïne qu'il obtient ce résultat.

A l'encontre de la cocaïne, la trinitrine est le médicament vaso-dilatateur par excellence, agissant merveilleusement contre les symptômes d'ischémie cérébrale et cardiaque, et produisant ses effets avec la même rapidité que la cocaïne.

La formule de M. Gauthier est la suivante :

Chlorhydrate de cocaïne.	0 gr. 20
Solution de trinitrine à 1/100. . .	10 gouttes
Eau distillée	10 grammes

Chaque seringue de Pravaz de cette solution renferme 2 centigrammes de cocaïne et une goutte de solution de trinitrine. A la suite des injections pratiquées avec la solution ci-dessus formulée M. Gauthier dit n'avoir jamais observé aucun des accidents dont il avait été maintes fois témoin, après avoir injecté des doses semblables de cocaïne sans trinitrine.

— MODE D'EMPLOI. DOSES. — Solution alcoolique diluée, donnée à l'intérieur :

Solution alcoolique de trinitrine au centième.	30 gouttes
Eau distillée	300 grammes

Une cuillerée à bouche le matin, à midi, le soir.
— Injection sous-cutanée : on se sert de la solution suivante (Huchard) :

Solution alcoolique de trinitrine au centième.	40 gouttes
Eau distillée de laurier-cerise. . . .	10 grammes

La seringue contient quatre gouttes de trinitrine. La dose ordinaire sera d'une demi-seringue de Pravaz à une seringue entière.

Vaseline

Gelée de pétrole
SUBSTANCE IMPUTRESCIBLE — LUBRIFIANTE — LÉNITIVE

Propriétés : Masse blanche à reflet vert-jaunâtre onctueuse à peu près inodore, à réaction neutre, insoluble dans l'eau et la glycérine, soluble dans l'éther et le chloroforme, inoxydable à l'air. — Entrée dans la thérapeutique dès 1869 a été substituée en maintes circonstances à l'axonge et à la glycérine.

La vaseline est formée par environ 25 % de paraffiné et 75 % d'huiles lourdes de pétrole.

Usages thérapeutiques : Sert de véhicule d'excipient aux lieu et place de la glycérine, mais se substitue plutôt au cérat à l axonge ; s'incorpore en petites quantités dans certaines formules de pâtes destinées à des pansements dentaires.

A l'état pure ou boriquée on l'emploie avec succès contre les excoriations des muqueuses, du derme, les brûlures produites par les agents impondérables (chaleur, thermocautère) ou par les agents chimiques ; à la surface des pâtes à empreintes.

On en recouvre, ou enduit les téguments préalablement aux pulvérisations de Coryl, de chlorure d'étyle afin d'empêcher ou d'atténuer les brûlures que sont susceptibles de produire ces agents. — *En onctions,* appliquée à la commissure des lèvres on en retirera de bons effets afin d'éviter les éraflures que pourrait y produire le manche du miroir dentaire, c'est un bon lubrifiant, etc.

C'est en somme un produit capable de favoriser, de lui même, la résolution de certaines inflammations muco-dermiques, voire intra-musculaires.

Egalement, dans quelques cas, pure ou associée à certains agents, la vaseline pourra, si besoin est, aider à faire aboutir à la suppuration d'aucuns de ces processus.

C'est comme on vient de le voir, un agent ayant un rôle non seulement bien défini, mais surtout plus important qu'on pourrait le supposer de prime abord.

Vioforme

ANTIPUTRIDE. — ANTISEPTIQUE. — DÉSODORISANT, ANALGÉSIQUE. — ABSORBANT

Le Vioforme se présente sous l'aspect d'une poudre jaunâtre semblable à l'aristol, d'une odeur douceâtre légère, sans saveur, de réaction neutre. — C'est un phénol de la quinolène découvert par *Bedal* et *Fischer* dans lequel *Bischler* substitue un atome d'*oxygène* à un de *chlore* et obtint ainsi le chloro-oxyquinolène auquel il adjoignit un atome d'*iode* d'où le *vioforme* presque insoluble dans l'eau, l'alcool, il l'est davantage dans l'acide acétique glacial et l'éther.

On l'emploie surtout en chirurgie comme *succédané* de l'iodoforme dont le pouvoir antiseptique serait moindre (Tavel, Tormakin, Piquand).

Expérimenté en chirurgie dentaire par notre confrère Pahin celui-ci l'a employé au coiffage de la pulpe exposée (le vioforme n'étant pas irritant)

ainsi que pour cicatricer les moignons radiculaires après pulpotomie coronaire, il prétend que la pulpe ainsi coiffée loin de se scléroser conserverait au contraire intactes ses propriétés physiologiques. L'auteur avant d'appliquer le médicament dans le coiffage des pulpes atteintes de pulpite subaiguë mais non exposées macroscopiquement, il lave au préalable la plaie avec la solution physiologique de sel marin à 38°, sèche puis applique une mince couche de poudre vioforme et l'insuffle avec la poire à air chaud — protège d'un disque en argent et fixe avec du ciment liquide — l'auteur observe qu'à l'égal de l'iodoforme, le vioforme n'agit pas *in-vitro*, mais seulement au contact des tissus, il faut, pour le coiffage rationnel de la pulpe, le stériliser à l'étuve sèche. D'ailleurs la chaleur ne l'altère pas car il peut y être soumis à 100° pendant plusieurs heures.

A été employé, utilisé, dissous dans l'éther, dans les trajets fistuleux, etc. Sa place est tout indiquée en thérapeutique dentaire.

QUATRIÈME PARTIE

THÉRAPEUTIQUE MÉCANIQUE DES DIVERSES MÉTHODES OU PROCÉDÉS

Le masseur gingival de *Tacail* d'une grande utilité dans le traitement de la pyorrhée, diffère du masseur vibratoire cité au chapitre *anesthésie locale* en ce sens que l'action est produite par deux petites roues appelées par l'auteur *molettes masseuses* et sont en caoutchouc semi dur, il trouve également son application dans la gingivite aiguë ou chronique, enfin dans tous les cas où le massage doit être prescrit.

Le *massage digital* a également son emploi dans des cas multiples et est un adjuvant précieux de la thérapeutique proprement dite dans les cas de gingivite, de périostite, de pyorrhée ; après la réimplantation pour activer la circulation, etc., etc.

(Voir : massage vibratoire à la suite des anesthésiques locaux p. 212.)

Méthode air chaud médicamenteux, appareils *ad hoc* (Eilertsen).

Méthode aspiratrice dans le traitement des quatrièmes degrés, appareils *ad hoc* (Filderman).

Méthode de l'air comprimé (W. T. Reeves).
Pour anesthésier de la dentine sensible, projeter un jet très fin d'air dans la cavité cariée, agir par progression de 1 kilogramme à 3 kilogrammes de pression de 36°5 la température de la dent s'abaisse à 11°, terme suffisant pour opérer sans provoquer de douleur. Appareils spéciaux.

Méthode du gaz oxygène sous pression pour évacuer les exsudats ou charrier les agents médicamenteux à travers les canaux ou trajets fistuleux (v. p. 243.)

Méthode électrolytique médicamenteuse pour faciliter l'absorption des agents thérapeutiques par les tissus (v. p. 182.)

N. B. : D'autres procédés opératoires originaux figurent au chapitre : *Appendice ;* s'y reporter.

CINQUIÈME PARTIE

ÉLECTRODONTHÉRAPIE

Quoique notre Manuel de thérapeutique soit plutôt consacré à l'étude des agents médicamenteux proprement dits appliqués à la cure des dents nous devons dire quelques mots de la *fée électricité* qui joue aujourd hui un assez grand rôle en thérapeutique dentaire.

Courants galvaniques. — On l'utilise à l'incandescence du galvano-cautère pour faire des pointes de feu, réséquer des portions de tissus, etc. Lorsqu'on pourra l'employer à la cautérisation *totale* des filets radiculo-pulpaires un grand pas sera fait en dentisterie opératoire. Les essais faits à ce sujet n'ont pas donné les résultats espérés. Attendons, puisque tout vient à point à qui sait attendre, nous-même avons fait à ce sujet diverses expériences, ainsi que MM. Godon, Amoëdo.

Courants faradiques sont utilisés dans les paralysies faciales et linguales, ainsi que dans le traitement des kystes radiculaires (Foulon). « Pour cette dernière application, une sonde en platine est enfoncée aussi loin que possible dans la racine et reliée au pôle positif d'une batterie, le pôle négatif étant tenu dans la main. Les séances ne doivent pas être de plus de dix minutes et les courants ne pas dépasser 1/2 à 2 milliampères ; elles seront répétées s'il y a lieu ; on lave ensuite le canal et on applique un pansement antiseptique (Roy) [1]. »

Mais où l'électricité peut rendre de très grands services c'est en utilisant son fluide pour aider à la pénétration, par absorption, les médicaments ou agents thérapeutiques à travers les tissus (introduction électrolytique médicamenteuse), cette manœuvre s'appelle :

Cataphorèse ou osmose électrique. — C'est ainsi que grâce à des appareils producteurs perfectionnés, en est arrivé à des résultats aussi surprenants qu'inattendus pour obtenir l'insensibilité de la dentine ou ivoire dans les cas d'hypersensibilité du tissu (*caries du 2ᵉ degré*). On a employé également la *cataphorèse* dans les caries du 3ᵉ degré pour anesthésier la pulpe préalablement à l'application du caustique chimique et rendre aussi inaperçus les phénomènes douloureux qui accompagnent souvent la dévitalisation pulpaire, surtout dans les cas où la chambre n'est pas ou n'a pas pu être franchement ouverte. Ce procédé a pour but d'éviter la congestion de la pulpe dentaire, phénomène qui provoque d'ordinaire les douleurs consécutives aux pansements arsenicaux.

Solution anesthésique pour cataphorèse

Gaïacol.	30 grammes
Chlorhydrate de cocaïne.	0 gr. 10

(W. J. Morton).

A préparer extemporanément.

---

1. Roy. *Thérapeutique de la bouche et des dents.*

La *cataphorèse* s'emploie également avec succès pour avulser les dents sans douleur.

Manuel opératoire. — Autant que possible, poser la digue de caoutchouc, si la cavité est au collet et s'étend sous la gencive, interposer simplement un bourrelet d'ouate entre la lèvre, la joue et la gencive, selon l'endroit où l'on opère afin d'empêcher l'accès de la salive qui provoquerait la diffusion du courant dans la bouche — une pompe *ad hoc* sera dans ce cas de très grande utilité — puis déposer dans la cavité cariée bien nettoyée et lavée à l'alcool ou chloroforme pour la débarrasser des matières graisseuses puis séchée à l'air chaud, une boulette de coton imprégnée d'une solution de sels de cocaïne à 10, 15 ou 20 °/₀, ou bien encore il sera préférable de préparer séance tenante sa solution à raison de 0,03 centigrammes de chlorhydrate, de cocaïne pour six gouttes d'eau distillée tiède (solution Rigollet). On pourra également faire précéder le médicament d'une petite boulette de coton imprégnée d'eau salée afin de rendre la dentine meilleure conductrice. Le pansement mis en place, on applique sur celui-ci l'électrode positive à pointe de platine, puis on garnit le pôle négatif d'une éponge humide et on l'applique sur la partie du corps la plus rapprochée du point où l'on opère, le cou, la face. On peut faire également tenir l'*anode* dans la main gauche, la durée de contact est d'environ dix minutes. L'emploi ou plutôt la force du courant variera selon le sujet. Commencer par un courant faible que l'on augmente graduellement et qui peut varier de 1 milliampèremètre à 4, 5, 8 milliampèremètres. Dès que le patient ressent comme une sensation de brûlure, il est urgent de ne plus augmenter le courant. Faire manœuvrer le rhéostat par le patient lui-même, à l'aide de sa main droite comme cela, il se rendra plus facilement compte du degré d'intensité et pourra ainsi arrêter à temps. L'impression désagréable produite au début par le courant diminue au fur et à mesure que se fait l'absorption. Veiller à ce que la boulette de coton soit toujours humide. Lorsqu'on opère dans les érosions du collet, il importe moins de surveiller le manuel opératoire au point de vue de l'intensité du courant que lorsqu'on se trouve en présence de caries profondes du 2e degré, car le courant galvanique serait susceptible de compromettre la vitalité de la pulpe. Du reste, le milliampèremètre devra toujours être consulté, afin de mesurer l'intensité du courant galvanique qui doit passer dans la dent et aussi pour s'assurer qu'aucune dérivation ne se fait du côté de la gencive, car celle-ci pourrait avoir à en souffrir. Pendant l'opération, il convient d'éprouver la cavité afin de se rendre compte de l'effet obtenu ou à obtenir.

Nota. — Ne jamais enlever l'électrode tant que le courant est fermé, ramener le rhéostat à 0. Autrement on risquerait de procurer une secousse désagréable au patient.

Une fois la cataphorèse terminée :

1º Dans les *érosions*, laisser ainsi ou former une cavité et obturer ;

2º A l'opération de la *pulpectopie* [1], dans le troi-

---

1. *Pulpectopie :* signifie scientifiquement arracher, retrancher

sième degré, enlever la pulpe immédiatement ou appliquer le caustique chimique et extirper la pulpe le lendemain seulement ; en cas de sensibilité des filets pulpaires, faire passer à nouveau le courant et extirper immédiatement après, puis opérer *secundum artem.*

On peut également l'utiliser au blanchiment des dents à l'aide d'une solution de peroxyde d'hydrogène à 20 °/. de perhydrol. Boucher préalablement le méat du canal avec de la gutta pour localiser le liquide dans la couronne à blanchir.

MODUS OPERANDI POUR PRATIQUER L'ODONTECTOPIE [1]

Placer l'*électrode* positive directement sur la face externe de la gencive à l'endroit présumé de l'apex de la ou des racines de la d ent à extraire et le pôle négatif sur la face interne ou linguale de la gencive. Renverser alternativement le courant. Tenir toujours à l'abri de la salive l'endroit où l'on opère. Certains opérateurs emploient des *gouttières électrodes,* appropriées à chaque cas, dans lesquelles ils placent de la ouate imbibée de la solution cocaïnique et qu'ils déposent sur la gencive interne et externe. Ces gouttières sont reliées au pôle positif

la pulpe tout entière de sa cavité (pulpectopie corono-radiculaire) c'est-à-dire totale.

Pulpotomie : désigne l'opération de l'amputation de la grosse portion ou tête de la pulpe (pulpotomie coronaire).

1. *Odontectopie :* désigne scientifiquement l'avulsion, l'ablation dentaire.

Odontotomie : la résection d'une dent, la séparation de la couronne de ses racines (résection coronaire).

par un fil à deux chefs. Quant au pôle négatif il est mis en pôle perdu dans la main droite du sujet qui tient lui-même, avec la main gauche, l'électrode positive interne, l'électrode positive externe tient seule par la pression des lèvres. Dans ce cas, pas d'eschares à craindre.

Actuellement, la manière d'opérer diffère un peu avec chaque praticien, quoique le *modus operandi* soit assez bien défini, il n'en est pas moins vrai que c'est encore l'ère des recherches et des tâtonnements ainsi que cela se produit toujours à la période embryonnaire de toute découverte. En tout cas, dès aujourd'hui, les appareils électriques destinés à cet effet semblent conçus de façon irréprochable. Subiront-ils encore quelques modifications? Devons-nous ajouter que chaque fabricant a établi un genre d'appareil différent un peu avec celui de son concurrent. Ceci n'a guère d'inconvénient, car chacun d'eux est accompagné d'une brochure explicative, ce qui permet de se familiariser immédiatement avec la manipulation.

LUMIÈRE BLEUE

D'aucuns cliniciens ont encore mis à contribution la *force électrique* sous forme de *lumière bleue* pour produire l'anesthésie, d'autres ont utilisé l'action biologique de la lumière actinique pour modifier certains états pathologiques. C'est au professeur Finsen de Copenhague que nous en devons les premières applications. Un de nos confrères de Paris, Richard-Chauvin, partant du principe de

Finsen a imaginé un dispositif ingénieux pour la diffusion de la lumière électrique à travers un disque de verre bleu, ce dispositif supprime plus complètement la chaleur radiante et le malade placé à 15 centimètres de la lampe n'éprouve qu'une chaleur insignifiante [1].

L'action bactéricide de la lumière bleue s'est montrée très efficace pour arrêter l'évolution des suppurations (abcès), fluxions dentaires, etc. En un mot les rayons chimiques ou photo-chimiques trouvent leur emploi bien défini à la cure de certaines phlegmasies dentaires. L'étude et l'emploi des rayons X en Art dentaire a donné lieu à l'édition d'ouvrages fort importants que tout dentiste, soucieux de son art, a le devoir de consulter [2].

On a encore utilisé l'*effluvation et la conflagration alto-fréquentes* au traitement de la maladie de Fauchard (pyorrhée alvéolo-dentaire) cette méthode est due à l'ingéniosité de Morel (de Dreux) chirurgien dentiste qui a procédé à plusieurs expériences et en a obtenu de très bons résultats. On emploie également l'intensité lumineuse au blanchiment des dents teintées ou décolorées, etc., l'électro-stérilisation dans le traitement de la gangrène de la pulpe (4° degré) par l'introduction jusqu'à l'apex d'une fine aiguille en platine iridié, l'électrode négative appliquée à l'avant-bras de l'opéré, le canal a été préalablement nettoyé, batterie Leclanché de 30 éléments, 40 volts. En marche ne pas dépasser

1. *Electrothérapie dentaire* (Foveau de Courmelles), Maloine, éditeur, 1904.

2. Darmezin. *Précis de radiographie dentaire*, Vigot frères, éditeurs, Paris, 1905.

3 milliampères. Séance dix minutes. Procédé du professeur Machwuerth (Munich).

Jusqu'à présent tous ces procédés n'ont qu'un petit défaut, c'est d'être un peu compliqués, de demander un certain laps de temps pour faire les applications et ensuite, de par leur mise en scène d'impressionner les malades. A part cela, c'est la thérapeutique de l'avenir.

Tableau des unités électriques

Fixées par les Congrès internationaux de Paris (1881-1884)

Abrév.

Q *Coulomb*, unité de quantité. — Origine : Coulomb, physicien français (1736-1806).

E *Volt*, unité de force électro-motrice. — Origine : Volta, physicien italien (1745-1827).

C *Ampère*, unité d'intensité de courant. — Origine : Ampère, savant français (1775-1835).

R *Ohm*, unité de résistance. — Origine : Ohm, savant allemand (1787-1854).

K *Farad*, unité de capacité. — Origine : Faraday, physicien anglais (1794-1867).

P *Watt*, unité de puissance. — Origine : Watt, ingénieur anglais (1756-1819).

SIXIÈME PARTIE

MÉDICAMENTS ANESTHÉSIQUES

ANESTHÉSIE CHIRURGICALE

Anesthésiques généraux

Quoique notre *Manuel* ne soit pas un traité d'anesthésie, — (chaque branche de l'art de guérir étant aujourd'hui spécialisée) — nous nous trouvons obligé, en vertu de la loi de 1892 qui confère au *chirurgien-dentiste* et non au *dentiste* [1] le droit de procéder à l'anesthésie sans l'assistance d'un docteur en médecine, de dire quelques mots sur les agents les plus usités pour produire soit la narcose ou l'insensibilité dans les opérations de la bouche et des dents.

Nous serons donc succinct en raison de ce que d'autres auteurs tels que Sauvez, Viau, Rolland, etc., qui font autorité en la matière ont donné d'une façon vraiment magistrale, en des volumes spéciaux,

1. Art. 19, § 2. — Les dentistes non *chirurgiens* ne peuvent pratiquer l'anesthésie soit locale, soit générale, sans l'assistance d'un docteur en médecine. Dans le cas où ils enfreindraient cette interdiction ils seraient passibles d'une amende de 100 à 500 francs, et, en cas de récidive, d'une amende de 500 à 1.000 francs et d'un emprisonnement de six mois à un an, ou de l'une de ces deux peines seulement.

des études sur les anesthésiques usités dans les *opérations dentaires* et que chacun est à même de consulter, ce qui nous dispense d'entrer dans des détails que le cadre que nous nous sommes tracé ne nous permet pas. Notre ouvrage étant un manuel de thérapeutique spéciale, non un manuel d'anesthésie.

CHLOROFORME

Ceci dit : nous verrons que l'anesthésique de choix pour les opérations de longue durée doit être le chloroforme qui, bien qu'on en dise, ne produit pas autant d'accidents qu'on veut lui en imputer. Rien ne peut lui être opposé en parallèle avec les services qu'on est en droit d'en attendre, car tous les autres agents ne procurent qu'une narcose rapide, éphémère, surtout lorsqu'il s'agit de l'avulsion de plusieurs chichots-racines ou même d'une dent difficile, ce qui arrive encore plus souvent qu'on ne semble le supposer. De plus, il a l'avantage d'empêcher le malade d'assister à l'opération et cela a une importance capitale surtout chez ceux qui sont pusillanimes, les autres agents ne peuvent vraisemblablement suppléer le chloroforme, le tout est d'agir avec prudence, de ne le verser que par gouttes sur la compresse et de n'en donner que la dose suffisante pour produire l'inertie ; si le patient semble avoir conscience, quelques gouttes de plus versées sur la compresse en auront raison. C'est le meilleur agent pour produire la résolution musculaire, surtout lorsqu'il s'agit d'entr'ouvrir les mâchoires, dans tous les cas où la constriction s'est produite.

Lorsqu'on pratique l'anesthésie il faut toujours tenir compte de l'ambiance — en général il ne faut opérer que dans des pièces où le cube d'air est suffisant — pièces spacieuses bien aérées. Pour les opérations à faire sous le chloroforme, il ne faut jamais les entreprendre dans son cabinet mais toujours au domicile du malade ou dans des endroits spéciaux, salles de chirurgie.

Il faut avoir également sous la main, d'urgence :
1° Un ouvre-bouche ;
2° Un baillon en caoutchouc et son attache ;
3° Une pince à langue ;
4° Une paire de ciseaux ;
5° Un flacon de nitrite d'amyle ;
6° Une seringue à injection pour éther, caféine, huile camphrée.
7° Faire retirer les pièces de prothèse amovibles ;
8° Avoir un témoin.

Voir : (Du *Chloroforme* au *traitements des dents*, se reporter à l'article *Chloroforme*, p. 90 et p. 198 : *nota.*)

ETHER

Puis nous avons l'Ether. Celui qui est utilisé pour pratiquer l'anesthésie générale ou locale est *l'éther ordinaire dit sulfurique.* On le prépare en chauffant à 140 degrés de l'alcool avec de l'acide sulfurique (Engel).

Il va de soi qu'il ne reste pas trace de cet acide dans la composition de l'éther anesthésique, la densité de ce dernier est de 65°. L'éther est un vaso-dilatateur. Lorsqu'on se sert de l'éther en présence de la lumière, il faudra tenir compte qu'à l'encontre des autres produits, ses vapeurs étant plus lourdes que l'air atmosphérique avec lequel elles constituent un mélange détonant, que, par conséquent comme elles ont tendance à s'éparpiller rapidement dans les régions inférieures, il faudra élever davantage le foyer d'incandescence afin d'éviter tous risques de conflagration.

Comme pour le protoxyde d'azote, c'est encore à un *dentiste* anglais du nom de Morton que l'on doit l'introduction de l'*Ether* dans la pratique chirurgicale (1845). Au point de vue physiologique, l'éther et le chloroforme ont des effets identiques et des points d'analogie marqués. Sauf que l'*Ether* agit plus lentement, que les syncopes cardiaques sont moins à redouter mais étant vaso-dilatateur il est susceptible d'exposer plus que le chloroforme aux hémorragies en nappe.

La dose d'*éther* à employer pour une anesthésie générale est beaucoup plus importante que celle nécessaire à une chloroformisation 100 à 200 grammes environ. De plus il faut un masque spécial pour inhalations, tandis qu'avec le chloroforme une simple compresse suffit. Peu employé en France où on lui préfère le chloroforme, l'est, en revanche, beaucoup en Angleterre. (Se reporter à l'article *Ether*, page 128.)

Shleich qui fait autorité en la matière emploie un mélange ainsi constitué :

Ether	60 grammes
Chloroforme	20 —
Chlorure d'éthyle	10 —

il reconnaît cette association comme moins dangereuse que le chloroforme seul — et être intermédiaire entre le chloroforme et l'éther — ne provoque pas de vomissements post-opératoires et n'a qu'une action très effacée sur le foie, ses observations portent sur 2.000 cas heureux.

PROTOXYDE D'AZOTE

Vient ensuite le protoxyde d'azote Az^2O, gaz incolore, inodore, à saveur sucrée, on l'emploie le plus souvent sous la forme liquéfiée, par condensation contenue dans des cylindres métalliques. Dans ce cas, le gaz a été soumis à une pression de 30 atmosphères.

On le prépare en décomposant l'azotate d'ammoniaque par la chaleur. Découvert en 1772 par Priesley, étudié par Humphry Davy (1799) qui le nomma gaz hilarant, air vital, azote, protoxyde de nitrogène, et mis en pratique en 1844, par Horace Wells [1], dentiste américain, né à Hartford (*Connecticut*).

L'illustre physiologiste Paul Bert en continua l'étude en France et préconisa l'anesthésie protoazotée sous pression à l'aide d'une cloche atmosphérique, nous pouvons ici associer le nom de Pré-

---

1. Afin de perpétuer la mémoire de ces deux bienfaiteurs de l'humanité, *Horace Wells* et *Paul Bert*, sur l'initiative de l'auteur de ce manuel, un comité dentaire franco-américain s'est constitué, et le 27 mars 1910 inaugurait solennellement à Paris, square des Etats-Unis, en présence des Fédérations dentaires nationale et internationale ainsi que des membres du gouvernement et de l'Académie des sciences, le *Monument de l'anesthésie chirurgicale* (Note de l'éditeur).

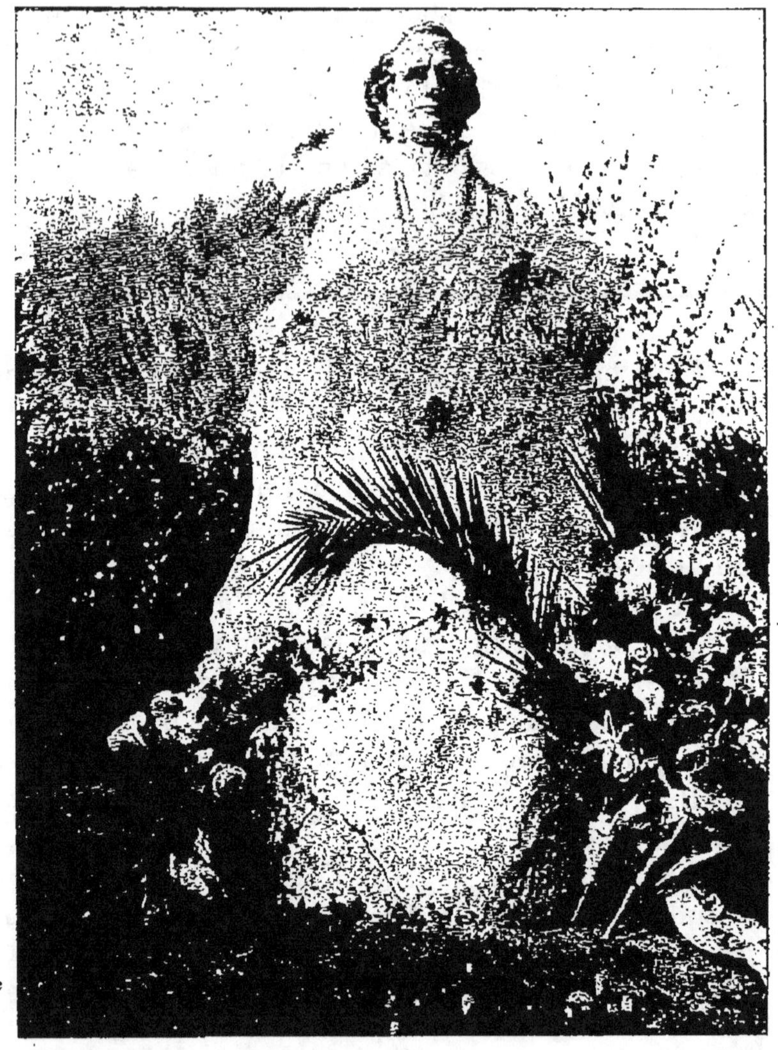

Cette photogravure d'*Horace Wells* à été mise gracieuse-
ment à notre disposition par la direction du journal l'*Odontologie*; ce monument est dû au ciseau du statuaire Bertrand-
Boutée.

(Dans un médaillon à gauche sont gravés les traits de Paul Bert.)

terre dentiste français qui contribua beaucoup à
Paris à la diffusion de l'anesthésie par le gaz hilarant.

En art dentaire, le protoxyde d'azote est un excellent agent mais pour les opérations de très courte
durée, dans les cas relativement faciles, car le réveil est rapide.

Au sujet de cet agent, le professeur Dastre dit :
Le protoxyde d'azote pur anesthésie, mais il tue
par asphyxie ; le protoxyde d'azote mélangé d'air
ne tue point, mais il n'anesthésie pas ?

A ce propos les opinions diffèrent, encore tout
récemment un de mes amis s'est soumis à l'influence
du protoxyde d'azote pour une opération dentaire
et en a été très enchanté. Observateur de naissance,
il m'a affirmé ne s'être aperçu de rien, et même
s'être réveillé au cours d'un rêve agréable... Si ce
gaz tue, il tue gaiement ! c'est le cas de le dire.

BROMURE D'ÉTHYLE

Il nous reste à lui opposer le bromure d'éthyle
(C^2H^5Br) découvert par Sérullas en 1829, incolore,
d'odeur éthérée acceptable, à saveur sucrée, (non
rectifié il possède une odeur peu agréable.) Ses propriétés anesthésiques ont été reconnues par Nun-
neley (de Leeds) en 1849. De cette époque à 1890,
ce corps a été étudié et mis à contribution par différents chirurgiens, mais sans trop d'enthousiasme.
Ce n'est guère que vers 1890 qu'il fut véritablement
mis en pratique par des laryngologistes d'abord et
par les chirurgiens-dentistes ensuite. Dès cette épo-

que, le Dr Alfred Martin, laryngologiste, me suggérait l'idée d'employer ce gaz aux opérations dentaires.

Il prend naissance chaque fois que l'on fait agir le brome, l'acide bromhydrique, ou le bromure de phosphore sur l'alcool (Sauvez). Très avantageux pour les opérations rapides, il offrirait cependant des dangers supérieurs à ceux que pourraient produire l'éther ou le chloroforme si l'on poussait trop avant la narcose.

CHLORURE D'ÉTHYLE

Il n'y a pas que le protoxyde d'azote qui puisse être taxé de gaz hilarant ; d'après le Dr Reboul de Nîmes qui s'est mis lui-même sous l'influence du chlorure d'éthyle, en fait une relation fort agréable. A sa deuxième anesthésie, cependant, un cauchemar accompagné de mouvements désordonnés a succédé à la période agréable. Bref, pour lui, ayant anesthésié plusieurs malades, qui ont eu des sensations également gaies (relations de voyages, pays idéalement beau), les cas de cauchemar ont été de très courte durée les mouvements désordonnés cessent brusquement aussitôt que la période d'anesthésie se transforme en une période d'analgésie de retour. Dans les narcoses de courte durée avec le chlorure d'éthyle ; il n'y a aucune espèce de troubles et il est fort probable, dit le Dr Reboul, que dans ces cas, il y a eu seulement analgésie, l'anesthésie ne s'est pas produite. En tous cas, elle est bien suffisante comme durée pour certaines opérations comme les opérations dentaires (Communication au Congrès de Grenoble, août 1904).

SOEMNOFORME OU SOMNOFORME

Ce produit ainsi dénommé et introduit dans la pratique en 1901 par le Dr Rolland (de Bordeaux) est un produit malléable fixe et volatil composé d'un mélange de trois gaz, individuellement anesthésiques, dans des proportions définies :

Chlorure d'éthyle	60 %
Chlorure de méthyle	55 —
Bromure d'éthyle	5 —

Ce gaz produit une narcose rapide d'une manipulation très facile sur compresse ou masque à compresse ; n'est ni toxique, ni irritant. D'après le Dr Rolland il n'y a aucune contre-indication à son emploi, on peut opérer sans que le malade soit à jeun ; l'anesthésie dure deux à trois minutes, pour ce qui est de son étude au point de vue physiologique, il sera bon de se reporter aux traités spéciaux.

Enfin, pour nous résumer nous avons à notre disposition six anesthésiques généraux.

Le chloroforme.

L'éther.

Le protoxyde d'azote.

Le bromure d'éthyle.

Le chlorure d'éthyle.

Le soemnoforme.

Chacun d'eux offre des avantages et des inconvénients. Parmi ceux que nous mettons le plus souvent à contribution, le *protoxyde d'azote* est dangereux, mais cependant c'est un de ceux qui, au pourcentage, fournit le moins d'accidents. Son pouvoir anesthésique est un peu trop bref surtout lorsqu'il s'agit d'opérations longues. C'est l'agent préféré des chirurgiens anglais qui n'ont pas encore érigé l'anesthésie *locale* en doctrine, en dépit des avantages multiples qu'elle a sur le protoxyde d'azote.

Le soemnoforme offre aussi le minimum de dangers et d'ennuis — assez facile à manier — réveil rapide, mais suffisant pour une odontectopie [1].

Nota. — Dans toute anesthésie, indépendamment du réflexe palpébral qui nous guide, il sera toujours bon d'employer dans l'anesthésie dentaire surtout, le procédé que mon professeur le Dr Aubeau mit jadis en innovation à la clinique de l'école dentaire de Paris, c'est-à-dire prier le patient de lever le bras chaque fois que l'opérateur compte, puis de l'abaisser et ainsi de suite, dès le début de la narcose. Lorsque les mouvements cessent, que le bras est inerte, c'est un indice et à la rigueur si l'on ne veut pas pousser plus avant l'anesthésie on peut opérer si le cas est facile.

Le *chloroforme* est toujours, quoique fort dangereux, celui que nous devons préférer, lorsqu'on a besoin d'une bonne anesthésie. Comme nous l'avons dit déjà, manié avec précaution, on peut arriver à réduire *a minima* les accidents et puis pour les opétions dentaires on n'a jamais besoin de pousser profondément la narcose. Sauf cependant lorsqu'il s'agit

---

1. *Odontectopie.* Etymologiquement : avulsion de dent.

d'avulser simultanément plusieurs dents ou racines.

L'*éther* donne aussi de bons résultats et serait moins dangereux que le chloroforme.

Mais pour nous, dès qu'il s'agit d'employer un anesthésique général pour un cas difficile, c'est au chloroforme que nous donnons la préférence — car *l'anesthésie locale* nous suffit bien dans la majorité des cas et nous lui donnerons toujours le pas sur un *anesthésique général à action extra-rapide.*

SCOPOLAMINE

Quoique n'ayant pas encore sa place marquée en chirurgie dentaire nous ne croyons pas devoir passer sous silence la récente application de la *Scopolamine* à l'Anesthésie générale ; nous allons donc en donner un exposé succinct.

La *Scopolamine* (C^{17} H^{21} AZO^4) extraite par Schmidt (1890), des *Scoponia zaponica*. Se présente sous forme de cristaux prismatiques solubles dans l'eau, l'alcool et l'éther. — Le sel employé pour produire l'anesthésie est le *Bromhydrite de Scopolamine.* — C'est aux Allemands que nous sommes redevables de sa découverte et de son emploi — tout récemment en France quelques chirurgiens l'ont mise à contribution (Terrier, Desjardins, 1905).

S'emploie pour procurer le sommeil anesthésique sous forme d'injections. (Pr Bloch de Fribourg.)

Bromhydrite de scopolamine. . . . . 0 gr. 0012
Chlorhydrate de morphine. . . . . . 0 gr. 012
Eau distillée. . . . . 1 cc.
    M.

Quatres heures avant l'opération, il procède à trois injections espacées ; la seconde deux heures après la première, et la troisième une heure après.

La durée du sommeil est en général de neuf à dix heures. Sitôt le malade opéré, on peut le reporter dans son lit où il dort encore aussi tranquillement qu'avant l'opération.

On peut administrer le chloroforme concurremment. D'après les travaux qui traitent de cet anesthésique, tous sont unanimes à lui reconnaître un certain nombre d'avantages. — Nous n'avons ajouté la *Scopolamine* à notre nomenclature sur les anesthésiques généraux qu'à titre documentaire.

Anesthésie locale externe

EXTRA-MUQUEUSE OU PARA-DENTAIRE

Quant à l'anesthésie, l'*analgésie* plutôt produite par les réfrigérents (pulvérisations), nous nous abstiendrons de nous y étendre, car elle nous semble trop connue des praticiens. Nous rappellerons seulement pour mémoire que les agents employés en pareille occurrence sont :

L'éther en pulvérisations pur ou avec du menthol (Voir l'article *Ether*, page 128).

Le chlorure de méthyle ($H^3 CI$) ;

Le chlorure d'éthyle (C^2H^5CI) ;

Le choryl (mélange de chlorure d'éthyle et de chlorure de méthyle) ; bout à $0°$ [1].

---

1. Le choryl peut s'employer comme anesthésique général Thouvet-Fanton).

Quoiqu'on en dise et malgré l'habileté opératoire du chirurgien, ces composés ne sont guère utilisables que pour les opérations qui se pratiquent sur la partie antérieure des arcades dentaires et dans des cas bien définis, car, le froid ne convient pas toujours, surtout lorsque les dents sont atteintes de pulpite, de périostite aiguës; de plus, lorsque l'afflux du sang se rétablit vers le point réfrigéré, il se produit un phénomène douleur qui fait quelquefois dire aux malades que le remède est pire que le mal. Ajoutez à cela que ces pulvérisations produisent presque toujours une eschare qui est en rapport avec le plus ou moins grand laps de temps, employé à réfrigérer et que cette brûlure chimique cause une sensibilité qui persiste quelquefois pendant plusieurs jours après l'intervention, ce qui n'est pas sans causer une gêne fort désagréable aux opérés, et cela malgré que l'on ait, au préalable, comme il convient de le faire, enduit de vaseline le champ opératoire et ses environs : gencives, dents, lèvres, surface interne des joues. Depuis quelque temps, lorsque je procède à des pulvérisations, j'*emmaillote* si l'on peut s'exprimer ainsi l'arcade dentaire, le sillon vestibulaire, je recouvre la langue en formant écran devant la luette avec du papier de soie non comprimé, froissé seulement, je laisse en vue les quelques centimètres de gencive où doit être projeté le filet réfrigérent, de cette façon le liquide projeté à côté est absorbé par le papier, les vapeurs elles-mêmes n'incommodent pas les opérés et si le papier les gêne un tant soit peu ils reconnaissent l'avantage de cette manière de faire.

Il est bien entendu que nous ne condamnons pas

ce mode d'insensibilisation car il est des cas où ses succès sont indéniables.

Toutefois, nous conseillerons les pulvérisations d'éther (dents antérieures) procédé Richardson, qui nous ont souvent fort bien réussi et avec lesquelles il n'y a pas lieu de craindre la brûlure tégumentaire par congélation post-opératoire si douloureuse.

Pour ce qui est de l'analgésie produite par les badigeonnages, *le stypage* endo-gingival, à part la glace en applications locales, on trouvera au *formulaire* quelques compositions qui pourront dans certains cas être susceptibles de rendre de signalés services aux chirurgiens-dentistes. (V. aussi : Appendice).

ANESTHÉSIE PÉRIPHÉRIQUE LOCALE EXTERNE

Afin d'anesthésier par action périphérique ou à distance les tissus pulpo-dentinaires par les fosses nasales, notre confrère Th. Raynal (de Marseille) met en pratique une observation faite par Escat (de Toulouse) dans sa pratique rhinologique, avec cette différence que notre confrère Raynal n'emploie par la cocaïne seule — il procède en deux temps — il introduit, à l'aide de la pince angulaire des oto-rhinologistes, sur le plancher nasal du côté où on veut provoquer l'anesthésie, un tampon d'ouate imprégné de la solution suivante :

Cocaïne	1 gramme
Alcool à 60°	2 —
Bicarbonate de soude	1 —
Salol	0,05 cent.
Eau distillée fraîchement bouillie . .	8 grammes

il laisse le tampon cinq à dix minutes, puis le retire et le remplace par un autre coton imbibé du mélange de Cousteau et Lafaye.

> Menthol cristallisé q. s. pour 5 centigrammes.
> Stovaine q. s. pour 5 centigrammes.
> Acide phénique neigeux pour 5 centigrammes.
> Cocaïne (chlorhydrate), 25 centigrammes.
> Adrénaline pure 5 milligrammes.

Peu imbiber afin de ne pas faire couler dans l'arrière-gorge, faire d'ailleurs pencher la tête en avant, placé à peine en arrière du rebord osseux qui constitue l'échancrure nasale, ce tampon doit se trouver juxtaposé sur le chemin que parcourt le nerf dentaire antérieur, dix minutes après on peut pratiquer une pulpectopie ou préparer une cavité sensible de l'une des six dents antérieures, l'auteur conseille d'en restreindre l'usage chez les grands nerveux ainsi que chez les asthmatiques par crainte de phénomènes d'angoisse ou de suffocation. Ce procédé serait assez efficace, toutefois moins dangereux que les injections.

Anesthésie locale interne

HYPOMUQUEUSE — INTRA-GINGIVO-PÉRIOSTÉE
OSSEUSE — NERVEUSE

Conjointement à la grande chirurgie, au point de vue dentaire, les méthodes d'injections hypodermiques se sont multipliées depuis ces dernières années, l'audace a fait place à la période de tâtonnements et aujourd'hui on porte le médicament plus avant, on procède si l'on peut s'exprimer ainsi par *avant-garde* soit que l'on inonde la zone des tissus encerclant le champ opératoire comme dans la méthode diploïque, soit que l'on procède par *section* physiologique en portant directement le produit à travers les tissus immédiats des nerfs comme dans la méthode d'anesthésie du nerf maxillaire inférieur ou supérieur afin d'insensibiliser les parties antérieures qu'ils innervent. Chacun de ces procédés ont leurs avantages et leurs inconvénients qu'il ne nous appartient pas ici de louanger ou de critiquer, c'est aux traités spéciaux qu'il convient de se reporter, nous ne faisons que relater à titre d'enseignement.

Sous l'impulsion de la marche ascendante, continue de la chimie, grâce aux incessantes découvertes, l'anesthésie locale est la partie de la thérapeutique qui s'enrichit chaque jour d'un nouveau produit ; les relater tous serait certainement fastidieux, aussi nous ne nous arrêterons qu'à ceux les plus universellement employés et vantés. En effet, c'est une sorte de marotte qui sévit chez les professionnels. Chacun d'eux découvre dans le moindre alcaloïde des vertus anesthésiques et cherche à tout prix d'attacher son nom à la conquête d'un nouveau produit capable de vaincre la douleur. Si souvent le résultat n'est pas complètement atteint, le but n'en est pas moins louable.

Parmi les plus anciens en date et le plus réputé à tous les points de vue, nous trouvons la cocaïne. On peut dire qu'avec elle l'insensibilité est toujours obtenue et si par hasard cette insensibilité n'était pas complète, faudrait-il en rechercher la cause dans une injection mal faite et dans un cas mal choisi comme par exemple lorsqu'on injecte dans un œdème ou dans une poche abcédée. Il est vrai que certains patients y sont réfractaires? Mais cela est si exceptionnel qu'il n'y a pas lieu d'en tenir compte. Et puis, vraiment sont-ils bien sincères, leur imagination n'est-elle pas forcée; ils ont par avance l'idée préconçue qu'ils vont souffrir, cette idée ne persiste-t-elle pas quand même après? Toujours en raison de ce qu'ils peuvent suivre toutes les phases de l'opération, ce sont des suggestifs dont l'opinion ne doit pas entrer en ligne de compte. Aussi devons-nous conclure que la *cocaïne* est l'anesthésique local de choix pour les opérations dentaires. (Voir dans ce volume l'article spécial sur la *Cocaïne*, page 107.)

Vient après l'*Eucaïne* dont les effets ont la plus grande analogie avec ceux que produit la cocaïne; serait moins dangereuse que cette dernière, mais l'action anesthésique serait moindre aussi que celle de la cocaïne; ralentit également les battements cardiaques et est convulsivante; s'emploie sous forme de chlorhydrate. C'est de la cocaïne dans laquelle on a substitué à un atome d'hydrogène un groupe méthyle.

On a aussi essayé d'utiliser aux lieu et place de la cocaïne, la *tropacocaïne*, alcaloïde coexistant avec la cocaïne dans les feuilles de coca de Java. Celle obtenue synthétiquement (Libermann) est moins irritante que celle extraite directement, aussi est-ce celle qui est employée de préférence pour les injections intradermiques. Des expériences faites (Viau et Pinet, Hugenschmidt), il résulte qu'elle agit plus rapidement que la cocaïne, qu'elle est moins susceptible de produire des accidents quoiqu'elle ait une action beaucoup plus dépressive sur le cœur, mais cette action est largement compensée par sa moindre influence sur la respiration et le système nerveux ; dose 2 centigrammes en solution à 1 p. 50. En résumé moins toxique que la cocaïne, mais aussi moins anesthésique.

Comme succédané de la cocaïne on a encore essayé le *Gaïacol* (André), ce produit s'extrait de la créosote dont il est le principal élément 25 % ; se présente sous forme de cristaux prismatiques, incolores, solubles dans 60 fois leur poids d'eau, plus dans la glycérine, l'alcool, l'éther. L'abolition de la sensibilité est moindre qu'avec les précédents anesthésiques, de plus il y a à craindre des eschares, peut s'employer aussi en badigeonnages, sur les gencives avant l'application des pointes de feu.

En injection : à la dose de 1/10 à 1/20 dissous dans l'huile d'olive.

(Attendre 10 minutes environ avant d'opérer.)

Il nous reste à parler d'un anesthésique *assez actif : L'orthoforme* qui est l'éther méthylique de l'acide p-amido moxybenzoïque ; il a pour formule $C^8 H^9 O^3 Az$; c'est un produit de synthèse, dû au professeur Einhorn et au Dr Heinz, de Munich. Il se présente sous l'aspect d'une poudre blanche cristalline, légère, sans odeur ni saveur ; il est très peu soluble dans l'eau (1 p. 200 environ) ; la solution chauffée peut en dissoudre davantage ; mais en refroidissant, une partie du produit se recristallise en belles aiguilles, le long du flacon. Il est aussi soluble dans l'alcool, l'éther, la glycérine. Il n'est pas soluble dans l'huile. Il n'est ni toxique ni caustique ; introduit ces années passées (1898) en odontotechnie par M. Bonnard qui, vers cette époque, a bien voulu nous confier plusieurs ampoules et tubes contenant une solution d'orthoforme préparée par M. Vicario, pharmacien, afin de lui faire part du résultat de nos expériences, les quelques malades auxquels nous avions injecté le contenu des tubes ou ampoules n'ont ressenti aucune douleur pendant l'opération, ce qui ne s'observe pas toujours avec la cocaïne. Quant aux eschares post-opératoires que l'on a essayé de reprocher à ces injections, trois mois après l'opération nous avons en l'occasion de revoir nos patients et rien d'anormal ne s'était produit, c'est donc en somme un anesthésique local sur lequel il convient de porter son attention.

Voici du reste la formule de notre confrère, nous la faisons suivre d'extraits de son mémoire présenté à la Société d'odontologie de Paris, 28 juin 1898.

Orthoforme neutre . . . . . . } ââ 10 centigr.
Chlorhydrate d'orthoforme . . }
Eau distillée . . . . 4 grammes

« Faire dissoudre le chlorhydrate d'orthoforme dans de l'eau distillée, chauffer légèrement, puis ajouter l'orthoforme neutre, et après dissolution, la quantité nécessaire d'eau distillée pour faire une solution à 5 %. Filtrer. »

Où son action paraît indiquée également, c'est dans les douleurs post-opératoires de l'avulsion des dents. Il cite cinq cas d'extraction de dents affec-

tées de kystes radiculaires produisant presque toujours des douleurs violentes d'une durée de vingt
minutes et plus, qu'il a fait céder au début (2 à
3 minutes après l'application) grâce à une forte dose
d'orthoforme en poudre portée sur une boulette
d'ouate dans l'alvéole de la dent extraite et enfoncée aussi profondément que possible.

Nous l'avons également appliqué en poudre, dit-
il, dans deux cas de gingivite très douloureuse,
avec décollement du bourrelet gingival. La faible
pression de l'instrument employé pour l'ablation du
tartre occasionnant au malade une vive douleur qui
le faisait bouger et augmentait celle-ci. Une large
application d'orthoforme en poudre sur toute la
muqueuse nous permit dans les deux cas de continuer, sans que le malade se plaignît de nouveau.

— On a tour à tour expérimenté avec le *gaïacol*
(André), avec la *nirvanine*, avec le *sulfate d'yohim-
bine* (Pinet et Blatter) puis avec des produits mix-
tes : *cocaïne, adrénaline,* etc , mais à quelque temps
de là, un nouveau produit est venu s'imposer à notre
attention : La *stovaïne*, corps qui a été découvert
par M. Fourneau, chimiste français et préparée par
M. Billon, pharmacien, qui en a fait l'étude de ses
propriétés physiologiques.

C'est un chlorhydrate d'amyléine. Ce corps se
présente sous forme de petites lamelles cristallines
brillantes, soluble dans l'eau, l'alcool, l'éther acétique. Les solutions aqueuses ou les solutions physiologiques au 100° ont une toxicité bien inférieure
à celle de la cocaïne au même titre tout en produisant les mêmes effets au point de vue anesthésique
(de Lapersonne et Reclus) bien au contraire, en

injections sous-cutanés elles auraient un pouvoir supérieur à la cocaïne (de Lapersonne). L'action de la *stovaïne* au point de vue analgésique local à 1/200° est identique à celle de la *cocaïne*, moins toxique possédant une action vaso-dilatatrice qui, en congestionnant le bulbe, supprime la syncope et permet de ce fait d'opérer les patients assis, et de vaquer de suite (Chaput). Les solutions employées dans la pratique odontotechnique sont comme celles de la cocaïne, c'est-à-dire suffisantes à 1 %. Comme on le voit, et ainsi que l'a dit Sauvez lui-même dans son magistral traité d'anesthésie locale, la stovaïne paraît appelée à supplanter la cocaïne.

Depuis nous avons la *novocaïne* qui est regardée comme moins toxique que tous les produits expérimentés à ce jour, surtout préférables dans les opérations infantiles.

La novocaïne est du chlorhydrate de para-aminobenzoldiéthyl-amino-éthanol découvert en 1904 par Einhorn, se présente sous la forme d'aiguilles blanches, inodores, à saveur amère, solubles dans leur poids d'eau froide et dans trente parties d'alcool.

Depuis son apparition on a essayé de la substituer à la cocaïne, en raison de ce que sa toxicité serait de 6 à 7 fois moindre (Reclus), franchement vaso-dilatatrice (Tellier) — excitation cérébrale inappréciable — diffusibilité très limitée : On l'injecte associée à la suprarénine synthétique, cette dernière comme succédané de l'adrénaline afin d'augmenter sa puissance, employée seule, la novocaïne serait quelque peu hyperhémique et non vaso-constrictive mais associée à l'adrénaline l'ischémie obtenue est plus forte (Mahé), attendre cinq à dix minutes l'effet anesthésique, l'anesthésie peut persister une heure.

Nous passons sous silence la technique opératoire des injections qui n'est pas du ressort de notre manuel et que l'on trouve exposé dans les cours des traités spéciaux d'anesthésie ou de dentisterie opératoire.

Formule de Reclus (1)

Novocaïne	0 gr. 50
Adrénaline, solution au 1000°.	25 gouttes
Sérum physiologique.	100 cc.

— La novocaïne indépendamment de son usage aux avulsions dentaires aurait d'après MM. Quintin et Pitot une véritable action spécifique anesthésique sur la dentine, injecter dans ce cas, dans a région gingivo-apicale, 2 à 3 centimètres cubes ld'une solution de novocaïne à 2 %.

Il y a incompatibilité de la novocaïne avec les alcalins, les mercuriaux, le chlorure de zinc et le carmin. Nous avons encore la *suprarénine*, l'*alypine* dérivé de la stovaïne, la sérocaïne, etc.

MÉTHODE DIPLOÏQUE

Il y a quelques années un dentiste de Groningue, M. Otté, a eu l'idée de faire pénétrer les solutions anesthésiques dans l'épaisseur des maxillaires (tissu spongieux) c'est-à-dire dans le *diploë* de façon à

1. Cette solution se trouve toute préparée en ampoules *novocaïne suprarénine* « Creil ».

atteindre à la fois le tronc nerveux et ses ramuscules qui innervent la pulpe dentaire, c'est une méthode hardie mais très efficace. En France, Nogué a continué ses expériences avec succès.

L'opération consiste à traverser la table de l'os pour arriver au *diploë* a l'aide d'un foret à quatre pans à extrémité linéaire tranchante monté sur le tour. Il faut traverser perpendiculairement et d'un seul coup gencive, périoste osseux, lame compacte et pénétrer de 2 à 3 millimètres dans le tissu spongieux, on en a d'ailleurs l'impression, le forage doit se faire à un centimètre au-dessus du collet des dents côté palatin pour les molaires supérieures et les prémolaires, face vestibulaire pour les 6 dents antérieures. A la mâchoire inférieure procéder sur la table externe pour toutes les dents. La canule sera insinuée par le trajet foré, l'injection sera de 2 centimètres cubes d'une solution aqueuse de cocaïne à 5 centigrammes %, ou bien encore l'injection sera faite selon la formule de Nogué :

```
Chlorhydrate de cocaïne . . . . . . 0 gr. 005
Stovaïne . . . . . . . . . . . . . 0 gr. 01
```

Il va de soi que les règles les plus rigoureuses de l'asepsie et de l'antisepsie seront observées tant pour le champ opératoire que pour les instruments.

Pour l'anesthésie régionale dans le trajet d'un nerf, dents, mâchoires, partie antérieure de la face, il faut pratiquer l'injection dans les tissus au niveau de l'entrée du nerf dans les maxillaires, ainsi pour l'inférieur on devra piquer et pénétrer au niveau de l'épine de spix.

Pour nous résumer, nous avons donc à l'heure présente pour abolir la douleur dans les opérations de chirurgie dentaire différentes méthodes d'anesthésie locale.

Ces différentes méthodes d'injections anesthésiques sont au nombre de 5, savoir :

1° Injections intra-muqueuses ;

2° Injections hypo-muqueuses para-apicales ou périostées ;

3° Injections ligamentaires ;

4° Injections diploïques ;

5° Injections au niveau des troncs nerveux ou sur le parcours des nerfs.

MASSAGE VIBRATOIRE ET ANESTHÉSIE LOCALE

On a encore proposé le *massage vibratoire* (Willi Wolf) comme moyen susceptible d'améliorer l'anesthésie locale et régionale, le massage augmente la puissance d'absorption des tissus et active la circulation ; sitôt après l'injection masser pendant une demi-minute chaque point de piqûre — côtés lobial ou buccal et palatin — l'instrument très inventif se monte sur le tour dentaire.

RÉFLEXIONS. — « Nous voyons donc au point de vue chimique deux grandes classes :

« 1° Les anesthésiques locaux dérivant du noyau pipéridine : cocaïne, tropacocaïne, eucaïnes ;

« 2° Ceux qui dérivent du groupement amino-alcool pris comme base par Fourneau, soit : la stovaïne, l'alypine, la novocaïne.

« Connaissant les qualités et les défauts de nos

produits courants il nous est maintenant facile d'en tirer des conclusions pratiques.

« Si l'action anesthésique doit primer sous un faible volume, employez la cocaïne.

« S'il vous faut avoir une diffusibilité exceptionnelle, prenez la tropacocaïne ou la cocaïne, voire la novocaïne.

« S'il vous faut un corps très peu toxique, choisissez la novocaïne ou la tropacocaïne.

« Si vous voulez faire une opération avec peu d'effusion sanguine, ajouter de l'adrénaline à votre solution et n'employez pas la stovaïne.

« Chez les artérioscléreux, brightiques et cardiaques en général, chez les cachectiques et les vieillards n'employez ni cocaïne, ni adrénaline.

« La cocaïne est contre-indiquée chez les enfants.

« D'une façon courante, employez la novocaïne ou la tropacocaïne.

« Si, par un examen attentif de votre malade, vous avez pu vous rendre compte de son état de santé, vous pourrez infiniment mieux choisir l'anesthésique approprié et alors vous aurez, grâce à vos précautions et à votre perspicacité, le minimum d'accidents et le plus de satisfaction . »

Somme toute, comme on vient de le voir, le chirurgien-dentiste est suffisamment armé pour vaincre la douleur.

---

1. Extraits d'une communication sur : *Quelques idées suggérées par l'étude des anesthésiques locaux*, par le Dr Guillermin, devant la société odontologique de Genève. Séance du 18 mars 1912.

C'est encore un pas de plus fait dans la voie du progrès, qui sait où nous nous arrêterons !

Surtout si l'on considère que nous sommes tous imbus de cette idée : Concourir à la recherche de l'idéal dans le but d'abolir la souffrance dans les grands processus morbides qui affectent l'humanité ! Or, en jetant un coup d'œil rétrospectif sur ces dix dernières années, si d'un côté l'on tient compte des immenses progrès réalisés dans ce sens, si, de l'autre on table sur l'incessant mouvement ascendant du niveau scientifique, n'est-on pas en droit de dire que le temps n'est peut-être pas bien éloigné où l'idéal rêvé sera atteint.

Analgésiques : se reporter aux chapitres : 1° *Appendice,* 2° *Formulaire* où l'on trouvera décrits les procédés et formu · les pour produire la réfrigération et le stypage usités comme moyens analgésiques externes contre la sensibilité et la douleur.

SEPTIÈME PARTIE

APPENDICE

Sous cette rubrique, nous avons intercalé dans notre *Manuel*, quelques observations de praticiens autorisés, pensant que ces exposés seraient capables de rendre d'utiles services aux chirurgiens dentistes ou tout au moins leur faciliter les recherches le cas échéant, ce dont ils nous sauront certainement gré.

Ces renseignements se rapportent à des sujets spéciaux qu'il est très urgent d'avoir à la portée de la main, tels que : toxiques et antidotes, à différents procédés originaux de traitement des affections dentaires et para-dentaires.

SOMMAIRE DES SUJETS TRAITÉS

Valeur des antiseptiques.
Le Salvarsan dans les spirochètes buccaux.
Méthode contre la dentine sensible.
Dentifrices (dissertation sur l'emploi des).
Poisons (dissertation sur les).
Toxiques et Antidotes.
Antidote de la cocaïne.
Gaz oxygène sous pression.
Méthode anesthésique de Schleich.

Traitement de la sensibilité de la dentine (chlorhydrate d'Ery-
thropléine).
Emploi méthodique de la cocaïne.
Stérilisation de la dentine.
Traitement des gingivites.
L'Hermophényl.
La *plaie dentaire* tributaire des *pansements chauds* et du *trai-
tement constitutionnel.*
Solution inaltérable de cocaïne.
Un nouveau procédé de traitement des fistules dentaires.
Spécifique des gingivites et stomatites.
Le paraforme dans les canaux.
Coiffage de la pulpe.
Anesthésie dentinaire.
Anesthésie régionale.
Hémorragie et thermocautère.
L'essence de thérébentine désodorisant de l'iodoforme.
Antisepsie buccale par l'iode.
Conservation de la teinture d'iode.
Acide sulfurique et dévitalisation pulpaire.
Action de l'ASO³ sur la pulpe.
Le Bioxyde de sodium et les canaux.
Recalcification. Reminéralisation ostéo-dentaire.
Traitement de la pulpite aiguë franche.
Tour de main (irrigations).

VALEUR DES ANTISEPTIQUES

Tableau comparatif du pouvoir antiseptique des
agents ci-après, capables de s'opposer à la putréfaction d'un litre de bouillon de bœuf neutralisé
(d'après Miquel).

	Grammes
Biodure de mercure.	0,025
Formaldéhyde	(1)
Eau oxygénée	0,050

1. Le formol a comme puissance antiseptique sa place nettement marquée entre l'eau oxygénée et le bichlorure de mercure.

Indépendamment des agents chimiques ou médicamenteux,
nous avons : *la chaleur* qui a une puissance antiseptique au

Bichlorure de mercure. 0,070
Azotate d'argent 0,080
Acide chromique. 0,20
Chlore. 0,25
Iode 0,25
Brome. 0,60
Iodoforme 0,60
Bromoforme 0,70
Sulfate de cuivre. 0,70
Chloroforme. 0,80
Acide salicylique. 1,00
Chlorure de zinc 1,90
Acide thymique 2,00
Acide sulfurique . . . . 2,00 à 3,00
Acide phénique 3,00
Permanganate de potasse. 3,50
Alun 4,50
Tanin 4,80
Acide tartrique 5,00
Acide arsénieux 6,00
Acide borique. 7,00
Hydrate de chloral 9,00
Borate de soude 70,00
Chlorure de sodium 165,00

(Dorvault)

premier chef mais dont on ne peut mettre en valeur sur les tissus qu'une faible partie de ce pouvoir. Ce n'est qu'à l'asepsie
mécanique, à la désinfection des instruments et du matériel
opératoire que l'on peut sans réserves mettre à contribution
ses hautes qualités germicides.

Toutefois il ne faudrait pas prendre à la lettre, c'est-à-dire
comme absolus, les chiffres mis en regard des agents car ces
données résultent d'expériences de laboratoire ; mais, c'est surtout dans la pratique clinique que l'on peut juger de la valeur
d'un antiseptique, c'est-à-dire lorsqu'il est en présence des tissus, de la matière vivante, si l'on peut s'exprimer ainsi. Tel
qui est bon dans un cas, est mauvais dans un autre. C'est au
praticien de juger du produit à employer selon le milieu où il
opère. Ainsi, dans le traitement des dents il faut tenir compte
non seulement de l'état de l'organe malade et des tissus environnants, mais encore de l'état général du sujet, de ses diathèses, etc. (annotation de l'auteur).

Dans cette longue nomenclature nous n'avons extrait que ceux susceptibles de nous intéresser. Les chiffres marqués en regard de chaque substance indiquent en centigrammes ou en grammes la dose qu'il convient d'ajouter à un litre de bouillon ensemencé de cultures organiques pour le maintenir dans un état de limpidité parfaite (in : *Gazette médicale*). M. H. Dellevic, à la suite d'expériences nombreuses, recommande comme antiseptiques buccaux actifs et inoffensifs les solutions suivantes :

Le sublimé s'emploie à		1/1500
Le naphtol B	—	1/1000
Le thymol	—	1/1000
L'acide salicylique	—	1/350
Saccharine	—	1/250
Acide benzoïque	—	1/100

Nous ajouterons à cette nomenclature le paraforme ou trioxyméthylène dont l'action bactéricide est supérieure à celle du naphtol B. Une solution à 1/5000 de paraforme agit sur le bacille typhique avec la même efficacité qu'une solution à 1/3000 de naphtol B.

LE SALVARSAN ET LES AFFECTIONS SPIROCHÉTAIRES BUCCALES

Divers spécialistes préconisent le Salvarsan en applications locales dans le traitement de la pyorrhée généralisée, de la stomatite partielle ulcéreuse, de foyers suppurants dépendants d'accidents dus à des dents de sagesse ou encore de fistules dentaires rebelles.

Le traitement local par le Salvarsan doit, pour

donner les excellents résultats qui ont été constatés, être effectué ponctuellement de la manière suivante :

Mettre la région à l'abri de la salive, badigeonner consciencieusement avec le mélange glycérine et Salvarsan à 10 %, laisser agir cinq à dix minutes et renouveler l'intervention à deux ou trois reprises s'il le faut, à quelques jours d'intervalle.

MÉTHODE POUR EXCISER LA DENTINE SENSIBLE :

Employez l'acide phénique aussi concentré que possible afin qu'il puisse coaguler les albuminoïdes contenus dans les fibrilles dentinaires et alors employez le chlorure de zinc cristallisé et rendez-le déliquescent. Dix-huit ou vingt années de cette pratique, malgré les avis de quelques savants professeurs, n'a pas causé la mortification d'une pulpe et a permis l'excision de la dentine sans trop de douleur et même sans douleur.

E. O. BOGAN (*Dental Review*).

Dissertation sur l'emploi des dentifrices

J'ai déjà exposé, en maintes circonstances, que le choix d'un dentifrice, d'une brosse à dents ne doit pas se faire à la légère comme le public et quelquefois les praticiens ont la déplorable habitude de le faire, ceux-ci doivent être choisis selon l'état des arcades dentaires, du milieu buccal, alcalin, neutres, à effets médicamenteux ou inertes, les brosses douces ou dures au même titre que le choix des verres de lunettes. Procéder autrement, c'est méconnaître les lois fondamentales de la thérapeutique. C'est ainsi que certaines poudres dentifrices contenant des substances « mordantes » ont l'inconvénient de provoquer par suite d'un usage prolongé, l'usure de l'émail (au niveau du collet) et du cément sous-jacent au liséré gingival, ce qui produit des « caries artificielles » sortes de cavités qu'il ne faut pas confondre avec la carie franche, ni avec les érosions d'origine physio-pathologique, quoique d'une ressemblance analogue. Certains de ces produits pourraient être fort bien dénommés sous le qualificatif vulgaire de « vitriol des dents ». Il n'en va pas de ce qui précède que l'on doive proscrire à tout jamais ces préparations, mais c'est justement là que doit s'exercer la sagacité du praticien qui doit en régler l'usage et en déterminer la durée. Aussi nous avons pensé être agréable à nos lecteurs en donnant l'exposé ci-dessous qui semble faire autorité en la matière, quoique l'auteur n'envisage la question qu'au point de vue physiologique : de l'action des essences sur les organes de l'odorat, de la gustation et de la digestion.　　　(*Quincerot*)

DE L'EMPLOI DES DENTIFRICES CONTENANT DES SUBSTANCES AROMATIQUES

Le Dr Jullien (de Joyeuse) fait les très intéressantes réflexions suivantes, sur le choix que l'on doit faire d'un dentifrice. « Ce choix est aisé, dit-il, les formules toutes faites abondent. Les spécialités sorties du domaine pharmaceutique : poudres, pâtes, eaux, élixirs, sont chez le coiffeur et l'épicier.

Le médecin veut-il formuler : un antiseptique, un colorant pour flatter l'œil du client, et, invariablement, pour flatter son goût ? Q S. d'une substance aromatique quelconque — menthe, girofle, anis, cannelle, badiane, lavande, sauge, etc. — associés comme dans la célèbre Eau de Botot ; ou dans l'Elixir dentifrice du Codex ; ou isolément : la menthe dans l'eau orientale de Delabarre, l'Elixir de Desirabode, l'eau dentifrice de Beaumetz, les poudres alcaline, acide, au charbon du Codex, les poudres de Toirac, Regnard, Jamet, etc.

L'huile de girofles dans l'esprit odontalgique de Boerhaave, mixture de Cadet, la poudre de Reveil.

L'alcoolat de lavande ou de romarin dans le gargarisme de Pleuck, l'élixir d'Ancelot, etc. Dans les formules anciennes, les substances aromatiques jouent le rôle majeur d'antiseptiques et accessoire de parfums. — Dans les modernes, le rôle antiseptique est accessoire et dévolu à des substances plus actives : thymol, salol, phénosalyl, etc.

Tous les aromatiques, ombellifères, labiées, épices même (canelle, girofle), contiennent des essences dont l'odeur et la saveur imprègnent vivement la préparation dentifrice.

Il semble qu'on n'ait pas tenu suffisamment compte que l'action physiologique de ces essences puisse dépasser le but cherché. Elles provoquent une vive excitation des extrémités nerveuses olfactives et gustatives.

C'est le point de départ d'un réflexe qui aboutit à accroître les sécrétions, non seulement salivaires, mais gastriques — mécanisme bien connu, d'ailleurs, puisque les aromatiques sont classés parmi les médicaments apéritifs, les excitants de la sécrétion gastrique. Rien là de fâcheux, si le dentifrice est employé immédiatement avant ou après le repas. Mais, la plupart du temps, il est employé, souvent exclusivement, au moment de la toilette matinale.

La bouche se parfume, l'estomac sécrète à vide. N'est-ce point réaliser le syndrome de l'hypersécrétion ? Et de fait, pour peu qu'on veuille interroger ceux qui font usage des préparations courantes pour les soins de la bouche, un bon nombre accusent, le matin, après la toilette, une série de troubles, quelquefois mal définis, quelquefois nets, malaise passager, tiraillement au creux épigastrique, sensation de faim pénible, brusquement réveillée, nausées, vertige stomacal, parfois vomissements, qualifiés de pituite. Symptômes aggravés, à la longue, par la répétition de la cause, disparaissant par l'emploi de dentifrices insipides.

N'est-il pas vraisemblable que cet état anormal puisse même permettre à de vrais troubles gastriques de s'installer ? Et la question est encore plus délicate, quand il s'agit de formuler un dentifrice pour un malade déjà atteint de phénomènes morbides du côté de l'estomac.

En conclusion, j'estime que, dans nos formules, les substances aromatiques, capables d'avoir une action nuisible sur l'estomac, ne jouant, en outre, aucun rôle autre que de parfumer la préparation et de renforcer faiblement l'action des médicaments actifs, doivent être supprimées — sauf pour le rince-bouche.

La liste des antiseptiques est assez longue pour permettre de choisir ceux dont le goût n'est pas désagréable. L'alcool au salol me semble parfait comme élixir — employé à dose de quelques gouttes dans l'eau, ou pur sur la brosse.

La craie camphrée de la pharmacopée anglaise, jointe *ââ* au bicarbonate de soude, forme une poudre qui n'a rien de désagréable. »

DES POISONS (1)

On a défini le poison comme « une substance qui détruit les fonctions des divers organes par une action autre que celle des agents mécaniques, et qui arrête la vitalité ou la met en danger » (Gould).

« Une substance capable de produire sur l'économie des effets nuisibles et même fatals, quelle que soit la voie de pénétration ; et cela, comme résultat ordinaire dans un état sain de l'organisme, et non par une action mécanique » (Reese).

Orfila a divisé les poisons en âcres, irritants, corrosifs et escharotiques, tels que les acides, les alcalis, les composés mercuriels, arsénicaux, cuivriques et antimoniaux, les cantharides, etc. ; en narcotiques, agissant sur le cerveau, comme l'opium, le chanvre indien, la jusquiame, etc. ; en narcotico-âcres, agissant sur le cerveau, la moelle épinière

---

1. Par A. W. M. HARLAN, M. D., D. D. S., Chicago. (Travail lu à la Société dentaire de Chicago).

et déterminant des lésions propres à l'état inflammatoire, l'aconit, la belladone, etc. ; et en poisons septiques ou putrides, venins et virus provenant du règne animal. Il y a encore des narcotiques produisant des vertiges, de la céphalalgie, de l'engourdissement, dits analgésiques, comme ces dérivés du goudron de houille, l'antifébrine, le sulfonal, l'ammonol, l'acétanilide et la nitroglycérine, la trinitrine, etc.

Ce qui importe surtout au dentiste, c'est de connaître le mode de traitement des poisons qu'il a l'habitude de manier journellement. Cette connaissance peut sans doute se trouver dans les livres, mais il faut les avoir sous la main, ce qui n'est pas toujours le cas, et alors le praticien se trouve abandonné à ses propres ressources. Voici un fait que je n'ai jamais oublié : Il y a plusieurs années, je badigeonnai la gencive au niveau d'une grosse molaire avec de la teinture de racine d'aconit de Fleming ; peut-être en employai-je plus que je ne le ferais maintenant, toujours est-il qu'en deux minutes mon client fut empoisonné. Il devint pâle et visqueux, fut pris d'une toux sèche, et présenta une teinte cyanosée en un moment, tomba flasque à la renverse, et je fus très effrayé. J'avais lu quelque part qu'on pouvait, en pareil cas, recourir au laudanum ; je lui en donnai vingt gouttes, que je répétai au bout de quelques minutes. Puis, l'ayant étendu sur le plancher, je lui fis respirer de l'ammoniaque, lui fis des frictions, et en une demi-heure tout était rentré dans l'ordre. Les livres ne disent rien sur l'utilité de l opium. mais ce fait me la démontra. La digitaline, l'atropine, le nitrite d'amyle, les bouteilles d'eau chaude, les stimulants sont indiqués parmi les remèdes à employer.

Nous nous servons constamment d'agents tels que les acides sulfurique, nitrique, phénique et chromique, le chlorure de zinc, le nitrate d'argent, le sulfate de cuivre, etc. Le traitement de l'empoisonnement par ces divers composés diffère largement. Pour les acides minéraux, il faut recommander les alcalis, le savon, l'eau de chaux, la magnésie, la potasse, le carbonate de soude ou de chaux, le lait de magnésie, le plâtre de Paris. Les émollients (gomme arabique, graine de lin, etc.), le sous-nitrate de bismuth ; la morphine pour prévenir le choc, à la dose de 15 centigrammes, qu'il est préférable de donner en deux fois à un quart d'heure d'intervalle. Le lait et les mélanges albumineux sont toujours calmants, après l'ingestion de pareils corrosifs. Tous les acides végétaux, lactique, acétique, trichloracétique, etc., ont pour antidotes les alcalis et les émollients ; mais on peut en outre recourir à la sonde œsophagienne et aux éméto-cathartiques, comme l'eau salée tiède, l'eau de moutarde, etc. L'addition d'huile les rend plus efficaces. (Il faut se rappeler que, dans ces cas, il n'y a pas de paralysie des réflexes.)

A défaut d'autre chose, de grands volumes d'eau dilueront tous les acides minéraux et végétaux ; il est bon d'y recourir si l'on n'a rien de meilleur sous la main.

En face d'un cas d'empoisonnement, la présence d'esprit est de souveraine importance.

Les poisons tels que l'acide phénique et la créosote, la résorcine et les composés analogues des

Quincerot   15

goudrons de houille et de bois doivent être combattus localement par le vinaigre, les sulfates solubles, les huiles, la graisse, etc. ; le savon, la chaux, ou mieux le saccharate de chaux. Un jour, j'étais en train d'injecter un abcès avec de l'acide phénique, à 95 °/₀, quand le jet vint me frapper à la face et dans les yeux, m'aveuglant pendant un certain temps. Je saisis aussitôt ma burette d'huile pour machine et la vidai dans mes yeux et sur ma face, puis allant en tâtonnant à l'évier, je me savonnai aussi vite que possible. Une heure après, il n'y paraissait plus et je reprenais mon travail dès le lendemain.

Une autre fois, j'avais eu le malheur de répandre de l'acide phénique sur le visage d'une dame, immédiatement je lavai la place avec du vinaigre à diverses reprises ; deux jours après, personne ne se serait douté que de l'acide à 95 °/₀ avait brûlé un espace plus grand qu'une pièce de 1 franc.

Il peut vous arriver un accident avec le nitrate d'argent ; si vous avez du sel sous la main, n'ayez aucune crainte, car il agira plutôt comme un antidote parfait.

La glycerine n'est pas un bon antidote contre l'empoisonnement par l'acide phénique et la créosote. L'alcool n'est pas très utile, car, n'agissant que comme dissolvant, il agrandit la surface brûlée et laisse souvent une cicatrice.

Les agents tels que la soude et la potasse caustiques ou l'éthylate de sodium, que le dentiste peut avoir l'occasion d'employer, se combattent facilement à l'aide du vinaigre, des acides acétique ou citrique, du jus de citron ou d'orange, suivis d'applications douces comme le blanc d'œuf, le gruau, le lait, l'eau d'orge, les huiles d'olives, d'amandes douces, etc. Il faut se rappeler qu'en pareil cas, l'économie reçoit un choc qui réclame l'opium, ou la quinine ou des stimulants, locaux ou généraux. La digitaline, à doses de un demi-milligramme, est avantageuse. Nous en dirons autant des injections hypodermiques d'eau-de-vie ou de gin.

Chaque fois que l'on a affaire à un empoisonnement par ingestion gastrique ou même qu'on le soupçonne, il est nécessaire d'administrer un émétique par l'estomac ou par voie endermique (sauf quand il s'agit d'acides, comme les acides nitrique ou sulfurique). Si les sels de zinc sont indiqués, le sulfate est probablement le meilleur (de 0 gr. 50 à 1 gr. 50 dans de l'eau tiède), qu'on peut remplacer par 2 à 3 grammes de poudre d'ipéca. Le sulfate de cuivre est bon, sans pourtant valoir les précédents ; on en donnerait de 0 gr. 30 à 0 gr. 60 dans un verre d'eau tiède, à répéter au bout de dix minutes.

L'apomorphine est l'émétique le plus certain, à très faibles doses (0 gr. 003 à 0 gr. 011) en injections sous-cutanées. Il agit quand tout échoue. On peut répéter l'injection au bout d'un quart d'heure. (Une fois, un dentiste employa le contenu d'une seringue pour provoquer les vomissements, après avoir vainement essayé d'autres remèdes ; et il fit bien). Je n'hésiterais pas à recourir à n'importe quoi, pour débarrasser l'estomac d'un agent délétère si le malade pouvait être sauvé. Toutes les drogues comme le sulfonal, l'antipyrine ; l'ammonol, l'acétanilide et les hypnotiques de cette catégorie reconnaissent généralement comme antidote la strychnine ou la digitaline, 1 milligramme de la première, et 1/2 milligramme de la seconde, par voie hypodermique.

En ce qui concerne l'opium et ses alcaloïdes, absorbés par l'estomac, la découverte faite par Moor, il y a environ trois ans, donne un antidote certain ; après avoir évacué l'estomac à l'aide de la sonde et d'émétiques, on fait prendre au malade de cinq à huit fois autant de permanganate de potasse dissous dans de l'eau. Ce dernier oxyde l'opium ou la norphine et les rend inertes. Si la morphine a été injectée, on donnera l'antidote par l'estomac et le rectum.

Récemment on avait administré une dose excessive d'opium à un enfant de deux ans ; comme le permanganate de potasse ne semblait pas agir par l'estomac, on injecta dans le rectum 100 grammes d'une solution à 10 %, et on l'y maintint par compression. L'enfant guérit.

Dans les cas d'empoisonnement, par voie gastrique, des alcaloïdes en général, il faut se rappeler que l'acide tannique constitue le meilleur antidote ; il suffit d'en donner de trois à cinq fois la quantité du poison. On fera, en outre, respirer des stimulants, on appliquera des linges chauds sur l'estomac ; la flagellation et le mouvement en cas d'assoupissement sont également indiqués. Café chaud et noir, par l'estomac ou le rectum.

La cocaïne et l'eucaïne sont des poisons que bien des dentistes emploient journellement. On a dit que leur antidote est le *volasem* (?) [1], mais il

1. Extrait de violettes.

m'a été impossible de m'en procurer, je n'en puis donc rien dire personnellement. Le nitrite d'amyle, le café et l'usage persistant de l'ammoniaque, le camphre et les mouvements actifs ont une utilité dont j'ai pu me convaincre moi-même, car j'ai eu à combattre ce genre d'empoisonnement.

Pour le sublimé corrosif, le meilleur médicament est le blanc d'œuf.

L'antidote de l'aconit est la belladone ou l'atropine, le laudanum.

L'arsenic est si communément employé qu'il semble inutile de rappeler que le fer (dialysé) peut être utilisé localement ou par l'estomac. Le sesquioxyde hydraté est probablement le meilleur. A défaut de fer, on peut administrer de la magnésie dans de l'eau tiède ou lait de magnésie. (Nous répétons que tous les poisons ingérés par voie gastrique doivent être évacués à l'aide d'émétiques.) Beaucoup de poisons corrosifs produisent un choc si profond que des injections de morphine sont nécessaires pour y remédier.

Dans toutes les variétés d'emprisonnement narcotique, un lavement de 1 gr. 50 de caféine dans un grand verre d'eau chaude est avantageux à un double point de vue, parce que ce médicament remplace l'eau-de-vie et les autres stimulants, et qu'il est plus efficace. D'après Marrell, une solution au centième de nitroglycérine dans l'alcool, 2 à 5 gouttes hypodermiquement, agit comme un grand stimulant.

Dans l'empoisonnement par le chloral, café par le rectum et strychnine en injection hypodermique, avec chaleur, vinaigre aromatique, acétate d'ammoniaque (de 15 à 30 grammes), moutarde sur l'estomac.

Dans presque tous les cas d'empoisonnement par les divers analgésiques, voici un antidote composé dû à Marrell :

Solution saturée de sulfate de fer . .	100 parties
Eau.	800 —
Magnésie.	88 —
Charbon animal	40 —

La solution ferrugineuse se conserve dans un flacon à part, et la magnésie avec le charbon mêlé à l'eau dans un autre flacon. Quand on a besoin de s'en servir on mélange les deux, et après avoir bien agité, on en donne fréquemment un demi-verre à la fois. Ce composé n'a pas d'effet sur les alcalis, le phosphore, l'antimoine et l'acide cyanhydrique. On doit combattre ces derniers par les émétiques, les inspirations stimulantes et l'atropine (1 milligramme par voie hypodermique), les douches tièdes, chaudes et froides, etc.

Les composés d'iode ont pour antidote l'amidon, l'arrowroot, l'eau de gruau ou d'orge, le nitrite d'amyle, et la morphine pour soulager la douleur.

L'empoisonnement par les champignons intéresse tous les pères de famille. Emétique, suivi de 60 grammes d'huile de ricin, puis 20 gouttes de tisane de belladone ou 5 gouttes d'une solution d'atropine au 1/50° en injection sous-cutanée, et enfin des stimulants comme l'eau éthérée, l'eau chloroformée, l'eau-de-vie, etc.

Les divers composés de zinc employés par les dentistes ont pour antidote le carbonate de potassium ou de sodium, bien dilué. Tous les alcalis utilisés comme antidotes doivent être largement coupés d'eau. Blanc d'œuf, lait, acide tannique dilué dans l'eau, morphine comme calmant (3 centigrammes hypodermiquement).

Un travail sur les poisons pourrait s'allonger indéfiniment ; mais loin de moi l'idée d'épuiser la question. J'ai laissé les anesthésiques de côté à dessein, ainsi que les poisons produits par la décomposition de la viande, du lait, et les poisons septiques, le venin des serpents, etc.

Je citerai, en terminant, la définition récente de l'aspect légal des poisons par un pharmacologue éminent, comme base de la classification de ces agents dans la pharmacopée de l'avenir.

« On a dit beaucoup de choses pour, et peu contre l'idée d'adopter des doses maxima dans la prochaine édition de la pharmacopée. L'opinion prévaut maintenant en faveur de cette addition, qui se fera au grand avantage des médecins aussi bien que des pharmaciens. Si cette amélioration est possible, pourquoi la pharmacopée n'indiquerait-elle pas aussi quelles sont les drogues devant être considérées comme dangereuses, en se basant sur les doses maxima suivant lesquelles on peut les administrer? On objectera peut-être que, dans le passé, le comité de revision a manifesté l'intention de reconnaître seulement les substances ayant une valeur médicamenteuse suffisante pour mériter de prendre place dans la pharmacopée et qu'il existe un grand nombre de substances de caractère délétère que l'on n'a pas jugées dignes d'une pareille distinction. Mais le comité peut se dégager des liens de la routine, et, s'il croit convenable ou nécessaire de définir séparément ou collectivement ce qui constitue un poison, il a incontestablement le droit de le faire, que les substances en question aient été ou non reconnues officiellement comme telles.

« Pour déterminer plus clairement le sens des lignes précédentes et donner une idée de notre desideratum, voici une classification analogue à celle que la pharmacopée pourra proposer.

Classe A

« Acide cyanhydrique, composés de l'antimoine, de l'arsenic, du mercure (le calomel excepté), de l'argent, le cyanure et le sulfocyanure, la nitrobenzine, les huiles de tanaisie, de croton, de pouliot et de sabine. Les phosphures, le phosphore, l'alcool de bois, la cocaïne, le chloral, l'apormophine, l'aconit, la belladone, l'écorce de la racine du cotonnier, la ciguë, les cantharides, le chanvre indien, le colchique, la digitale, la duboisine, l'ergot, le gelsemium, l'hellébore blanc et noir, la jusquiame, la noix vomique, l'opium, la pilocarpine, le physostigma, le strophantus, le stramonium, le veratrum, viride, l'élaterium et leurs principes actifs.

« Toutes les autres drogues et tous les agents chimiques dont la dose maxima est indiquée de 1 décigramme ou moins dans les principaux ouvrages de pharmacie.

Classe B.

« Les acides phénique, chlorhydrique, nitrique, nitro-chlorhydrique, phosphorique concentré, oxalique, picrique, sulfurique. L'eau ammoniacale à tous les degrés de concentration. Les composés du baryum, du cuivre, du cobalt, et les composés solubles de plomb et de zinc. Les hydrates de potassium et de sodium. Le brome, l'iode, les amandes amères, la créosote, le chloroforme, l'éther, les essences de moutarde et d'amandes amères.

« Le terme composé tel qu'il est appliqué dans les classes A et B, se rapporte aux combinaisons chimiques.

« Ce qu'on pourrait principalement reprocher à cet essai de classification, c'est de limiter les agents dangereux à ceux dont les doses maxima sont de 0 gr. 1 ou au-dessous. Il y a sans doute, quelques principes actifs et composés synthétiques, dont la dose dépasse 1 décigramme, et qui pourraient être considérés comme dangereux ; mais, par contre, ceux-ci sont tels que si l'on étendait la limite à 0 gr. 2 ou 0 gr. 5, il y en aurait un certain nombre de nature très offensive, qui se trouveraient inclus. »

Si l'on maniait avec soin les substances dangereuses, il n'y aurait jamais d'empoisonnement ; mais il y a toujours des risques à confier aux clients des médicaments de ce genre, *même* avec des instructions précises. Dans l'usage local des remèdes, la sécurité devrait, au contraire, être complète, car la dose reconnue comme inoffensive s'obtient si facilement, qu'il faut bien de l'incurie pour la dépasser.

(*The dental Review et Prog dent V.* xxvi)

TOXIQUES ET ANTIDOTES

Le chirurgien-dentiste étant appelé à avoir chez lui des poisons de différentes espèces et à les manier, il ne sera pas sans intérêt pour lui d'avoir sous la main un aperçu général des contrepoisons afin d'agir avec promptitude en cas d'accident.

Il va de soi qu'en semblable concurrence la présence d'un confrère ou d'un médecin est chose indispensable.

La première chose à faire en cas d'ingestion de poisons est de faire vomir le patient — pour ce faire on emploie l'émétique, l'ipécacuanha, l'apomorphine, l'oxyde de zinc.

L'*émétique* ou tartre stibié — se donne à la dose de 0 gr. 05 à 0 gr. 15 centigrammes dans un demi-verre d'eau tiède.

L'*ipéca* se donne à la dose de 50 centigrammes à 2 grammes en deux ou trois fois, — au point de vue physiologique ces deux agents exercent une action dépressive et leur action est quelquefois un peu longue à se manifester — aussi doit-on lorsqu'on le peut, leur préférer l'*Apomorphine* (morphine des hydratée), elle provoque rapidement l'apparition des vomissements, s'emploie en injections hypodermiques à la dose de 5 milligrammes à

1 centigramme (0,005 à 0,01) injecter dans le bras ou déposer la dose sur la langue.

Si par extraordinaire on ne possédait pas ces produits on pourrait avoir recours à des émétiques plus sommaires comme par exemple :

Une cuillérée à soupe de sel de cuisine dans 250 grammes d'eau chaude (environ deux tasses à café d'eau), ou encore deux cuillerées à soupe de moutarde dans un grand bol d'eau tiède (500 gr. eau).

Parmi les moyens mécaniques on peut chatouiller le pharynx avec une plume, un pinceau, introduire un doigt dans l'arrière-gorge.

La pratique des vomissements a sa raison d'être surtout lorsqu'on ignore la nature du poison absorbé, si l'on ne veut ou ne peut faire vomir, on pourra procéder à vider l'estomac à l'aide du tube stomacal, siphon qui sert à faire les lavages de l'estomac.

Ajouter à ce qui précède, la pratique des frictions sur le corps principalement sur le thorax, réchauffer les extrémités, sinapismes.

Donner en cas d'empoisonnement :

Par les caustiques acides ; acide phénique, créosote, etc. :
(surtout pas de tubage)

De la magnésie ; des boissons alcalines. Sels d'Epsom ou de Glauber (sulfate de magnésie et de soude) (15 gr. pour 250, eau). Après, huile d'olive blanc d'Espagne, sel de Vichy.

Par les caustiques alcalins, par la potasse caustique, soude caustique :

Du citron, du vinaigre dans l'eau. Des boissons oléagineuses, de l'huile.

Par l'aconit :

Tube stomacal, café noir, laudanum 10 à 15 gouttes, tannin, 1 gramme pour un verre d'eau. Position couchée, inhalation de nitrite d'amyle, respiration artificielle et traction rythmée de la langue, électricité, frictions.

Par l'alcool :

Café fort et chaud, potion ammoniacale anisée (20 gouttes d'ammoniaque).

Par l'ammoniaque :

Eau vinaigrée, jus de citron ou d'orange, acide acétique dilué dans l'eau, et ensuite boissons émollientes.

Par l'arsenic :

Tubage de l'estomac, faire vomir. Eau albumineuse, magnésie en quantité ou 30 grammes de fer dialysé.

Par l'acide chromique :

Emétique, tubage, craie, du lait, boissons émollientes.

Par l'acide chlorhydrique, nitrique, sulfurique :

Eau albumineuse, eau de savon, boissons alcalines, huile d'olive. Injection hypodermique de morphine. — Ne pas faire vomir, ni tubage.

Par les champignons (à titre documentaire) :

Huile de ricin, vomitifs, cataplasmes chauds sur le ventre, stimulants. Café, frictions sèches.

Par la cocaïne :

Inhalations de nitrite d'amyle, stimulants, caféine, injections hypodermiques d'éther, tractions de la langue, électricité, etc.

Par le chloroforme, l'eau chloroformée ingérés :

Tube stomacal, vomitifs, inhalations de nitrite d'amyle. Stimuler le malade.

Par le cuivre (sulfate) (vert-de-gris) :

Tube stomacal, eau albumineuse, lait.

Par l'iode :

Tube stomacal, vomitifs, dissolution d'amidon, inhalations de nitrite d'amyle.

Par le mercure et ses dérivés :

Tube stomacal, vomitifs, blancs d'œufs, magnésie calcinée. Stimulants.

Par le nitrate d'argent :

Vomitif, eau salée, émollients.

Par le nitrite d'amyle :

Décubitus, air frais, respiration artificielle, traction rythmée.

Par l'opium et la morphine :

Vomitifs, stimulants (café, thé, frictions sèches), faire marcher le malade, douches froides, nitrite d'amyle en inhalations (5 à 6 gouttes sur mouchoir), respiration artificielle, 2 pilules d'extrait de belladone à 25 milligrammes.

Par le phosphore :

Vomitif, essence de térébenthine dans du lait (10 gouttes) de quart d'heure en quart d'heure.

Par le plomb :

Sel de cuisine en solution, lait, tisane d'orge.

Par les plantes vénéneuses, belladone, jusquiame, etc.

Faire vomir, donner du café, du thé, tannin 1 gramme pour un verre d'eau, nitrite d'amyle, respiration artificielle.

Par le sel d'oseille (acide oxalique) :

Alcalins. Craie préparée, délayée dans eau, huile de ricin.

Par le tabac (pour mémoire) :

Thé fort, coucher le malade et exercer des frictions sèches sur toutes les parties du corps. Donner du champagne.

Par les mollusques : (id.)

Vomitif, suivi d'un lavement amidonné d'un quart de verre d'eau tiède contenant 10 gouttes de laudanum.

Par la strychnine :

Insufflation d'air dans les poumons, faire boire décoction de noix de galle, de quinquina, écorce de chêne, injections de chloral dans les veines.

Pour les préparations cantharidées :

Camphre délayé dans un jaune d'œuf, boissons mucilagineuses, décoctions, injections *idem*.

Lorsque l'intoxication a lieu par inhalation comme par exemple avec les anesthésiques, donner de l'air frais, faire respirer de l'oxygène, mettre le patient dans le décubitus, la tête le plus bas possible, frapper ensuite la face et la poitrine avec le coin d'une serviette mouillée, faire respirer 5 à 6 gouttes de nitrite d'amyle, faire des injections d'éther, de caféine, pratiquer la respiration artificielle, et en dernier ressort procéder à la traction rythmée de la langue, cela durant plusieurs heures, s'il y a lieu, essayer de l'électricité, on a conseillé aussi l'excitation de la conjonctive par l'introduction dans l'œil d'une substance irritante.

En cas de brûlures, des muqueuses de la cavité buccale :

Avec l'*arsenic*, applications calmantes tièdes, collutoire d'acide borique, 1 gramme pour 30 d'eau.

Avec l'*acide phénique, la créosote*, faire rincer la bouche avec soluté de sulfate de magnésie et appliquer ensuite de l'huile d'olive.

En règle générale dans les empoisonnements par absorption stomacale des toxiques, les vomitifs et le tubage de l'estomac sont dans la plupart des cas d'une utilité incontestable, mais, le tubage n'est obligatoire que dans le cas où l'évacuation de l'estomac ne peut se faire naturellement. Néanmoins il sera bon de se rappeler qu'il faut éviter de procéder au tubage dans les empoisonnements par les acides *minéraux* parce que cette manœuvre serait susceptible de provoquer une perforation de l'œsophage ou de l'estomac qui a déjà tendance à se produire par le seul contact des caustiques.

Dans le cas où le toxique a été ingéré par la

voie stomacale et qu'il s'agit d'*alcaloïdes* il sera bon de se rappeler que le meilleur antidote à employer sera l'*acide tannique*, dose, *trois à cinq fois plus élevée* que la quantité supposée du poison — faire respirer des vapeurs stimulantes, exercer des frictions sèches et chaudes sur le thorax, l'estomac, la flagellation du corps, le mouvement, l'absorption de café chaud soit par la voie stomacale, soit rectale.

Nota. — Il est toujours bon d'avoir à portée de la main la plupart de ces substances antidotes surtout celles qui ne subissent pas de décomposition, car, s'il faut recourir au pharmacien c'est toujours un peu de retard apporté au soulagement du malade et une aggravation du désordre.

L'ESSENCE DE VIOLETTE ANTIDOTE DE LA COCAÏNE[1]

La cocaïne possède-t-elle un antidote ?

Nos lecteurs nous sauront certainement gré de leur donner sur cet intéressant sujet connaissance de fragments d'un travail dû au Dr Lennox-Curtis chirurgien en renom de New-York.

« On ne saurait compter sur la découverte d'un antidote rationnel capable de prévenir l'empoisonnement ou la destruction protoplasmique. Mais il est rare que l'on opère chaque jour la même personne et, si l'on n'a pas à se préoccuper de quelques

1. Voir page 113 Cocaïne et Spartéine.

effets locaux, il reste à combattre l'action paralysante de la cocaïne sur le cœur, les vaisseaux sanguins, la respiration. L'antidote efficace devra agir physiologiquement à la manière de la digitale ou du strophantus, de la belladone, de l'ergot, de la fève de Calabar, etc. Dans son effet sur la circulation et la respiration, le *volasem* (qui est un extrait de violette) rappelle l'action principale de ces drogues. Telles sont la rapidité et la sûreté de son action que l'on peut, grâce à lui, employer sans crainte la cocaïne à la force voulue. Le volasem neutralise l'effet toxique général de la cocaïne, mais sans en entraver l'action locale. Il stimule les mouvements du cœur et fait contracter les artérioles. Il stimule la respiration et élève la pression sanguine. Quand on l'administre immédiatement avant la cocaïne, il prévient les symptômes fâcheux ordinaires en maintenant les fonctions cardiaque et respiratoire. J'ai constaté que dans l'administration du volasem à la dose de 5 gouttes par heure, on n'observe aucun effet appréciable avant la douzième dose, tandis qu'en donnant 15 gouttes chaque demi-heure pendant deux heures, son action sur le cœur et les poumons ressemble à l'effet primaire de la cocaïne, mais sans qu'il apparaisse aucun des autres symptômes de cette dernière substance. J'ai encore noté que chez des personnes susceptibles, il suffit de 10 gouttes pour produire des résultats semblables en une ou deux minutes. Ces cas répondent très vite aux stimulants cardiaques, sans présenter aucun des effets consécutifs ordinaires à la cocaïne. J'ai vu, cependant, qu'une injection hypodermique de cocaïne rétablit immédiatement l'équilibre. Je suis donc amené à croire que ces deux drogues sont réciproquement antidotes.

Pour montrer l'efficacité du volasem, je demande la permission de produire quelques faits.

Mis A..., 40 ans, après avoir été déjà opérée avec le secours de la cocaïne, devait l'être encore une fois pour une tumeur. Tout était prêt, quand je m'aperçus que je n'avais pas de volasem, mais je me décidai à procéder avec une solution de cocaïne à 4 %. J'injectai quatre gouttes et j'attendis. Au bout d'environ deux minutes, la malade présenta des symptômes toxiques évidents. Je lui administrai rapidement de l'esprit aromatique d'ammoniaque, et pendant qu'on desserrait ses vêtements, des symptômes alarmants apparurent. La malade était inconsciente, on lui fit des injections hypodermiques de digitale, de whisky et de strychnine. Cependant les choses allaient au plus mal. Les respirations étaient tombées à sept par minute ; le pouls radial et le temporal avaient disparu et l'action du cœur était à peine perceptible. Il fallut une heure d'efforts laborieux pour ranimer le sujet et plusieurs jours se passèrent avant le retour à l'état normal. Deux semaines plus tard, je repris l'opération, en commençant par donner 5 gouttes de volasem et une minute après injectant 30 gouttes d'une solution cocaïnique à 10 % dans la tumeur et autour d'elle. Je complétai l'opération en une demi-heure, la malade ne montrant pas le plus léger effet toxique. Elle exprima son étonnement de la vertu de l'antidote.

Une autre phase de l'intoxication cocaïnique et de la rapide action du volasem a été citée dans ma discussion du mémoire du Dr Foster sur l'empoisonnement par la cocaïne, que le *Dental Cosmos* a publié en novembre 1898.

Voici le cas : « Le sujet me fut amené par son dentiste à la veille de mes vacances d'été. Comme le cas était urgent, je conclus à l'opération avec l'assistance du docteur. J'avais préparé le volasem, mais j'oubliai de le donner, j'injectai près de 2 grammes d'une solution saturée de cocaïne. Au bout de quelques secondes, le sujet se plaignit d'une sensation particulière dans tout le corps et de fourmillement aux extrémités. Il perdit conscience et se démena bientôt comme un démon. Nous eûmes beaucoup de peine à éviter les effets de sa fureur, quand tout à coup des convulsions apparurent. Je songeai à lui administrer encore du volasem quand je m'aperçus que je ne lui en avais pas donné du tout. Je lui fis ouvrir la bouche et lui versai 10 gouttes dans la gorge. Au bout d'une minute, la rigidité musculaire disparut et une minute encore après tout était rentré dans l'ordre. Le sujet dit qu'il n'avait eu aucune connaissance de ce qui s'était passé. Je terminai l'opération, et au bout d'une heure il retourna chez lui en très bon état. » (*In prog dent V.* XXVIII.)

Voir également dans le cours de mon ouvrage l'article : trinitrine.

GAZ OXYGÈNE SOUS PRESSION [1]

Le gaz oxygène sous pression a été également expérimenté avec succès par M. Léger-Dorez [2] dans les cas de pyorrhée alvéolo-dentaire, dans les trajets fistuleux. Il fait pénétrer le gaz à travers le canal préalablement nettoyé, écouvillonné. Il s'en sert pur ou l'utilise pour charrier les médicaments introduits dans le canal,— ces manœuvres sont renouvelées plusieurs fois à chaque séance, 3, 4 insufflations, puis, dès que les phénomènes inflammatoires ont disparu, il obture le canal de la dent avec la pâte fixatrice sclérogène de Robin (Voir au formulaire), après quoi il obture la dent comme à l'ordinaire, — on obture provisoirement si l'on a des doutes et, s'il y a des douleurs dans la région, on fera badigeonner la gencive avec le collutoire qu'il indique :

```
Teinture d'iode fraîche. . . . . . . 2 grammes
    —      d'aconit . . . . . . . . . 1      —
Chloroforme. . . . . . . . . . . . 1/2    —
```

1. L'appareil employé est celui du Dr Dutremblay, la pénétration s'opère à l'aide d'une aiguille de Pravaz introduite dans le canal et passée à travers une rondelle de caoutchouc qui bouche le méat de la dent, l'aiguille est reliée à un tuyau de caoutchouc fixé au syphon.

2. (In prog. dent. v. 32 n° 2.)

SUR UNE MÉTHODE ANESTHÉSIQUE DE SCHLEICH

A titre documentaire, voici une autre méthode d'anesthésie due au Dr Schleich qui se consacre entièrement à ces sortes d'études [1].

Le Dr SCHLEICH de Berlin a cherché à remédier aux dangers que présentent le chloroforme et l'éther lorsqu'ils sont employés comme anesthésiques.

Pour qu'un anesthésique soit aussi peu dangereux que possible, il faut qu'il soit éliminé rapidement ; or, si l'on envisage le chloroforme, on voit que la température à laquelle se produit son maximum d'évaporation est supérieure à la température du corps, d'où il résulte que le sang qui a absorbé du chloroforme pendant l'anesthésie ne s'en débarrasse que lentement ; d'où surcharge pour le foie, le rein et le cœur.

Le Dr Schleich propose de se servir d'un mélange de chloroforme, d'éther sulfurique et d'éther de pétrole. Il indique trois formules différentes :

1° 15 gr. chlor.	15 gr. éther de pétrole	180 gr. éther
2° 15 —	15 —	15 —
3° 30 —	15 —	60 —

Le numéro 1 correspond à la température normale du corps.

Les numéros 2 et 3 sont employés pour les opérations exigeant une insensibilisation plus complète.

Le Dr Willy Meyer a employé les mélanges du

1. Voir article cocaïne avec méthode publiée.

Dr Schleich pour pratiquer un grand nombre d'anesthésies, et il prétend n'avoir jamais observé aucun accident d'aucune espèce.

TRAITEMENT DE LA SENSIBILITÉ DE LA DENTINE PAR LE CHLORHYDRATE D'ERYTHROPHLÉINE, VASO-CONSTRICTEUR

Le chlorhydrate d'Erythrophléine a été préconisé par le Dr Audy, chirurgien dentiste, pour combattre l'hyperesthésie de la dentine. Cet alcaloïde s'extrait de l'écorce d'un arbre originaire de la côte occidentale d'Afrique (1876). Avant lui, les Drs Alma et Rubbrecht de Belgique avaient signalé les bons effets de cet alcaloïde dans la sensibilité de la dentine (1891).

Le Dr Audy emploie la formule suivante :

Chlorhydrate d'érythrophléine . . . 1 gramme.
Eugénol . . . . 1 —

Sous la forme de solution épaisse de consistance de miel.

Indépendamment de son application dans les cas d'hyperesthésie dentinaire, le Dr Audy emploie cet agent pour la dévitalisation des dents temporaires aux lieu et place de l'acide arsénieux. Dans ce cas, ce n'est pas par causticité qu'agit cet alcaloïde mais par sa forte puissance vaso-constrictive, vingt-quatre heures après l'application du pansement, il peut ouvrir, dit-il, sans causer de douleurs, une chambre pulpaire chez les enfants, c'est dire quel résultat avantageux on peut tirer de son emploi, également il donne de très bons résultats dans les caries du 3e degré comme pansement précédant l'application de l'acide arsénieux, application qu'il rend absolument indolore. Comme pansement dans l'hyperesthésie employer les solutions à **25** et **50** °/₀ d'eau distillée. Dans la crainte d'influencer la pulpe dentaire, n'appliquer ce pansement qu'en quantité infinitésimale et ne laisser séjourner celui-ci qu'un certain laps de temps (quelques minutes à une heure selon le cas), sitôt le pansement retiré on peut préparer la cavité et obturer provisoirement ou définitivement selon le résultat obtenu.

EMPLOI MÉTHODIQUE DE LA COCAÏNE

(Delviesmaison, *de Bruxelles*)

Injection anesthésique locale à résultats merveilleux et innocuité parfaite.

℞ Chl. de cocaïne. . . . . 1 centigr.
    Adrénaline . . . . 1/20 de milligr.
    Sérum physiologique. , . . . 1 centimètre cube.

Pour une ampoule :

Dose : de 1/2 ampoule à 2 et 3 selon le tempérament du sujet ainsi que la nature de la ou des opérations, injecter lentement d'une à cinq minutes suivant doses et individus. Attendre quelques instants avant d'intervenir (V. *le Laboratoire*, 29.3.1914).

STÉRILISATION DE LA DENTINE

Préparation destinée à stériliser les canalicules dentinaires en vue de l'obturation (par CHOQUET).

Voici du reste, dit-il, la formule du liquide que je préconise à cet effet, après avoir fait subir à la dentine la déshydratation progressive par l'alcool à différents titres.

Alcool absolu . . . . 15 grammes
Hydronaphtol . . . . 0 gr. 75
Toluène . . . . 5 grammes
Essence de cannelle de Chine . . . 0 gr. 50
       —   géranium . . . . . . 0 gr. 25
Chloroforme . . . . 4 grammes

Ce liquide a été destiné principalement à la stérilisation des caries du second degré, mais il s'applique tout aussi bien au traitement des dents dont il est nécessaire de désinfecter le canal.

Ainsi que vous le voyez, à part l'alcool, tous les corps employés ont une action antiseptique très nette, au sujet de laquelle vous pourrez du reste consulter les tables qui ont été dressées soit par l'Institut Pasteur, soit par les différents auteurs qui se sont occupés de la question (*In odontologie v. XXXI*).

TRAITEMENT DES GINGIVITES

On s'adressera d'abord à la cause de l'affection (tabagisme, diabète, affection dentaire, etc.). A l'intérieur on donnera par jour quatre cuillerées à soupe de la potion suivante :

Chlorate de potasse . . . . . . 1 à 4 grammes
Sirop de framboise 30   —
Eau distillée 120   —

Localement, faire des badigeonnages des gencives malades par exemple avec une solution de nitrate d'argent à 1.20, et en cas de douleurs on fera usage de la cocaïne, des bromures, de l'antipyrine. Gargarismes toutes les deux heures avec les dé=

coctions de pavot (à 20 °/₀) ou de guimauve (20 °/₀).
Dans les gingivites des femmes enceintes, on tou-
chera les régions malades avec :

Alcoolat de cochléaria. . . . . } ââ 15 grammes
Hydrate de chloral. . . . . . }

(Pinard)

On ne pratiquera pas de scarifications des gencives : Contre certaines gingivites à forme fongueuse et hypertrophique, on emploiera avec fruit
la cautérisation ignée suivie d'applications topiques
ou de caustiques chimiques : *chlorure de zinc*, etc.

L'HERMOPHÉNYL, SES APPLICATIONS EN STOMATOLOGIE ET EN ODONTOLOGIE [1]

M. Monnet a présenté au Congrès un nouveau
médicament, l'hermophényl (mercure-phénol disul-
fonate de sodium). C'est un antiseptique puissant
qui n'occasionne jamais de gingivite ni stomatite,
ne précipite pas les albuminoïdes et ne précipite
pas lui-même ni par la soude, ni par l'acide chlorhydrique, ni par le sulfhydrate d'ammoniaque. Il
n'amalgame pas l'or et par conséquent n'exerce
aucune action sur les appareils en or ou sur les
aurifications. Il n'est pas irritant et son goût n'est
pas désagréable ; enfin il est d'usage facile parce
qu'il peut être employé en lentilles de 2 centigrammes chacune dans un demi-verre d'eau permettant ainsi facilement de pratiquer l'antisepsie
de la cavité buccale.

1. Dʳ MONNET, de Paris (*in Odontologie*, XXX).

LA « PLAIE DENTAIRE » TRIBUTAIRE DES PANSEMENTS CHAUDS ET DU TRAITEMENT CONSTITUTIONNEL

De tout temps, on s'est ingénié à pallier à la douleur en présence de la *plaie* dentaire (carie). Tous les procédés et agents thérapeutiques, physiques ou mécaniques ont été mis en œuvre, afin de rendre supportable les manœuvres opératoires dans certaines cavités hyperesthésiées, c'est-à-dire extra-impressionnables. A vrai dire, les résultats obtenus n'ont pas toujours été en raison de la peine et de la patience fournies tant par le malade que par le praticien.

Eh bien ! il ne faut pas se le dissimuler, les causes d'échec résident souvent dans ce que le chirurgien est trop enclin à ne considérer la plaie dentaire que comme une affection banale, « un trou sensible », et de la traiter comme tel.

C'est pourtant ainsi que procèdent le plus grand nombre, c'est-à-dire sans réfléchir que *plaie* à part, les douleurs qui en sont la conséquence ne sont pas toujours la résultante d'une infection, d'une irritation locales, mais puisque faisant partie intégrante de l'économie et en subissant les à-coups par l'intermédiaire, soit de la pulpe dentaire, soit du ligament alvéolo-dentaire, la dent, et consécutivement les désordres, quels qu'ils soient, qui l'ont assaillie sont entretenus ou aggravés par un processus morbide général souvent ignoré du malade lui-même.

La tâche ou plutôt le rôle de *l'odontologiste* vraiment digne de ce nom, n'est donc pas, au point de vue *médical*, aussi secondaire qu'on pourrait le supposer. Lui-même devrait toujours avoir présent à la mémoire qu'il n'est pas seulement un « manuel », c'est-à-dire un artisan de la main, mais qu'il doit non seulement être *artiste*, mais un peu *chirurgien* et un peu *médecin*. Son rôle est constitué par cette *trilogie*.

Or, s'il tient compte de cela, au lieu de s'entêter à « bourrer » à saturation les cavités sensibles de produits quelconques destinés à avoir raison quand même, envers et contre tous de la douleur, sans se rappeler qu'il ne faut pas toujours, forcer la nature, et que les maux ne cèdent pas toujours sans grand dommage, au commandement...

Ne devrait-il pas, au contraire, dans certains cas, quitter un peu la pratique habituelle, ne pas traiter sa plaie dentaire par des caustiques, mais bien comme une phlegmasie générale, et procéder à des pansements calmants chauds, par exemple, si la plaie est sensible au froid, et *vice versa*, ce dont on se rend facilement compte au début du diagnostic.

C'est déjà quelque chose que cela, car appliquer caustiques sur caustiques, cela ne fait la plupart du temps qu'exacerber la douleur ; au contraire, les pansements calmants non irritants devraient être le plus souvent mis à contribution.

Puis, le praticien devra pour un moment abandonner le traitement local pour voir si son malade n'est pas sous le coup d'une diathèse et alors intervenir dans la mesure de ses moyens, en vue de l'amélioration du terrain dentaire par un traitement constitutionnel. Voilà ce que *l'odontologiste* actuel doit être capable de faire, et son malade doit se soumettre à son traitement (ce qui peut lui paraître quelque peu excessif, puisque profane) ; mais c'est cependant le seul moyen d'obtenir quelquefois la modification de la plaie dentaire et d'avoir raison d'une *odontite* rebelle ; en un mot, l'*odontalgiste* doit, dans bien des cas, *faire œuvre médicale*.

Pour le traitement de la plaie dentaire, la thérapeutique s'est aujourd'hui enrichie de produits comprimés assez efficaces pour avoir raison de certaines sensibilités rebelles aux procédés ordinaires (pénétroïne, etc) ; reste à savoir si la pulpe ne peut pas en subir à un moment donné le contre-coup ? l'avenir nous le dira !

Toutefois, nous avons à notre disposition pour lutter avantageusement contre certaines *dentinites*, selon qu'elles sont de cause directe ou indirecte, c'est-à-dire locale ou générale, des agents thérapeutiques appropriés à chaque cas.

En un mot, nous sommes suffisamment armés. Le tout réside dans l'*art de panser les dents* ; c'est ainsi que certaines dents se réclament, qui du froid, qui du chaud ; quelques praticiens observateurs autant que soucieux de leur rôle s'en sont déjà rendu compte depuis longtemps et ont ainsi fait bénéficier leurs patients du fruit de leur expérience (expérience qui ne s'acquiert que par la pratique). Cependant, ces observations ne peuvent être faites que par les praticiens *sérieux*, c'est-à-dire ceux qui exercent leur profession *avec dignité* et non en *commerçants* ! Hélas ! le nombre s'en restreint de plus en plus, mais n'insistons pas ! ?... Le *struggle for life* et la *pléthore* ne sont-ils pas les seuls coupables en l'occurrence... ?

Ainsi donc, il importera quelquefois de faire précéder la préparation d'une cavité ou l'application d'un pansement par un nettoyage de la *plaie dentaire* à l'aide d'une boulette d'ouate imprégnée d'alcool à 95°, préalablement flambée au Bunsen et éteinte cinq à six secondes après, c'est-à-dire avant que tout l'alcool soit consumé. (On l'éteindra d'un revers de main.) On peut également faire chauffer une cupule de métal et y verser ensuite un peu d'alcool.

Quant au médicament qui servira au pansement, il est des cas où le récipient qui le contient devra également être soumis quelques instants auparavant, soit à la chaleur de l'étuve, soit au bain-marie, voire à la chaleur de la main, de façon à ne jamais être appliqué froid. Le degré de chaleur devra se rapprocher le plus possible du milieu buccal. De cette façon, les patients n'auront plus à redouter autant l'intervention de l'homme de l'art, et lui-même, tout en s'épargnant un peu de temps, aura la satisfaction d'avoir fait œuvre de science (*Quincerot*).

SOLUTION INALTÉRABLE DE CHLORHYDRATE DE COCAÏNE

Les solutions aqueuses de chlorhydrate de cocaïne ne pouvant être stérilisées par la chaleur, M. Jonas, *de Bruxelles*, assure qu'on peut rendre une solution inaltérable par l'adjonction d'acide salicylique dans la proportion de 10 %.

La nouvelle pharmacopée britannique a d'ailleurs adopté ce procédé depuis quelque temps déjà. Elle prescrit d'ajouter à la solution officinale de chlorhydrate de cocaïne 0 gr. 15 d'acide salicylique par 10 grammes d'eau distillée.

UN NOUVEAU PROCÉDÉ DE TRAITEMENT
DES FISTULES DENTAIRES

Le passage d'un liquide irritant à travers le trajet d'une fistule dentaire étant quelquefois impossible, le Dr Ovize propose de remplacer le liquide irritant par des vapeurs antiseptiques et dane ce but emploie le mode opératoire suivant :

Aseptiser complètement le canal qui est cause de la fistule, l'élargir et faire pénétrer au delà de l'apex une sonde à canaux aussi grosse qu'il est possible. Remplir le fond du canal avec :

Oxyde de zinc . . . . 100 grammes
Trioxyméthylène . . . . 2 —

triturée jusqu'à consistance avec :

Créosote . . . . } aâ
Formol . . . .

Recouvrir le tout d'une couche de ciment : laisser durcir. Puis chauffer la couronne et surtout la couche de ciment avec un courant d'air très chaud jusqu'à ce que l'opératiou soit désagréable au patient. A ce moment la température a suffi pour provoquer le dégagement de vapeurs de formol et de créosote à une pression suffisante pour traverser entièrement le trajet fistuleux, qui se cicatrisera spontanément dans les huit jours suivants.

Ce traitement paraît d'application plus facile que les injections liquides avec une seringue, mais paraît devoir donner encore un résultat problématique dans les cas où la communication entre l'apex et le trajet n'existe plus et où le point de départ de la fistule semble être une cavité kystique développée à certaine distance de l'apex de la dent infectée.

(*Revue de Stomatologie.*)

SPÉCIFIQUE DES GINGIVITES ET STOMATITES

Les gingivites et stomatites d'origine microbienne seraient radicalement guéries en peu de temps d'après le Dr Grosrichard (de Besançon) par l'usage quotidien du permanganate de potasse, sous forme de gargarisme après chaque repas à la dose de 5 gouttes d'une solution au 10e dans un verre d'eau — cet agent ayant la propriété d'abandonner de l'oxygène aux matières organiques, partant de là, de faciliter par oxydation la destruction des bactéries et de stériliser la muqueuse sans l'irriter.

LE PARAFORME COMME DÉSINFECTANT PUISSANT DES CANAUX ET DANS LE TRAITEMENT DES ABCÈS BORGNES

On obtient le paraforme en polymérisant le formaldéhyde par la chaleur. A la température ordinaire il est solide ; mais quand il vient en contact avec la chaleur du corps ou avec une température plus élevée, il dégage lentement des vapeurs de formaldéhyde. Celles-ci pénètrent dans toutes les parties de la dent et de la racine, en les désinfectant complètement. De là la nécessité de fermer hermétiquement la cavité pour empêcher ces vapeurs de s'échapper, car on perd ainsi l'effet thérapeutique et on peut observer un effet nocif sur les tissus mous entourant la cavité.

En ce qui concerne le danger de la pénétration du gaz dans l'apex de la dent, M. Frahm, de Cedar Rapids, Iowa (Etats-Unis), en six ans d'expérience, n'a eu que deux cas de douleur due aux effets irritants du gaz. Ces cas étaient dus à une largeur démesurée du foramen à l'apex de la racine. Il est néanmoins très désirable qu'une très petite quantité de gaz pénètre dans la région apicale pour la désinfecter, ainsi que pour stimuler les tissus et favoriser la réparation des dommages causés par la formation du pus. (*Dent. Cosmos.*)

COIFFAGE DE LA PULPE AU FORMALDÉHYDE

« Le besoin de méthodes rendant inutiles l'extirpation de la pulpe et l'obturation des canaux, sans compromettre la guérison, se fait sentir impérieusement. » (Dr Bonnecken.) Le Dr Scheuer de Teplitz s'est préoccupé de cette question et il s'est livré à des essais avec de la pâte de formaldéhyde dans des tubes, qui lui ont donné d'excellents résultats. Cette pâte se compose de cocaïne, une partie de thymol, une partie de formaldéhyde, 10 gouttes (40 %), et d'oxyde de zinc. Il remplit de cette pâte la chambre pulpaire et place dessus l'obturation définitive, en opérant d'après la méthode du D^r Bœnnecken. Ce procédé ne donne aucune réaction et tous ceux qui l'emploient en sont très satisfaits.

(Extrait du *Vierteljahrsbericht f. Zahnheilkunde.*)

A PROPOS SUR L'ANESEHÉSIE DENTINAIRE

Hans MATTER, D. D.S recommande pour l'anesthésie dentinaire l'usage de tablettes d'adrénaline 0,0002 et de chlorhydrate de cocaïne 0,01 en raison de la facilité de leur emploi et de leur efficacité. Elles sont également très utiles pour l'extirpation totale de la pulpe, l'insensibilation de troncs nerveux dans les canaux radiculaires ; pour rendre la piqûre de la seringue à injections indolore chez les sujets très sensibles, l'ajustage de bagues et la pose de couronnes, etc...

(*Schweizerische Vierteljahrsschrif*
für Zahnheilkunde.)

L'ANESTHÉSIE RÉGIONALE (1)

La solution de novocaïne qui paraît actuellement la plus appropriée à l'anesthésie régionale est la suivante :

```
Novocaïne. . . . . . . . .      1 gr. 05
Chlorure de sodium . . . . . .    0 gr. 64
Eau distillée . . . . . . . . .  100 grammes
Acide chlorhydrique dilué . . . .  1/2 goutte
```

Cette formule est une réduction d'une formule de Braun, de Leipzig, qui comporte un plus grand nombre de grammes. Le chlorure de sodium a pour but de donner à la solution la même teneur en chlorure de sodium qu'au sang. L'acide chlorhydrique dilué est destiné à empêcher le développement de microbes dans la solution. Le pharmacien prendra ses dispositions pour que la solution de 100 grammes n'en contienne pas plus d'une demi-goutte. Cette préparation doit être stérilisée et placée dans un flacon stérilisé, fermé avec un bouchon stérilisé. Elle ne doit pas être employée longtemps, les solutions anciennes étant une des principales causes d'insuccès.

(*Revue Trimestrielle Belge de Stomatologie.*)

1. Dr Rubbrecht.

LE TRAITEMENT DES HÉMORRAGIES
CHEZ LES HÉMOPHILES PAR LE THERMOCAUTÈRE

M. Hahn de Heidelberg attire l'attention sur les résultats favorables que donne la cautérisation au fer rouge chez les hémophiles dont les hémorragies ont résisté à tous les traitements habituels (tamponnement, adrénaline, nitrate d'argent, gélatine ou sels de calcium).

Il rapporte l'observation de deux enfants, l'un de un an et demi et l'autre âgé de deux ans et demi et de familles d'hémophiles qui présentaient une hémorragie gingivale, rebelle à tout traitement. Malgré la cautérisation de la gencive au nitrate d'argent, les injections de sérum antidiphtérique, de gélatine, le tamponnement avec de la gaze imbibée d'adrénaline, l'hémorragie persistait ; les enfants extrêmement pâles étaient presque moribonds.

L'auteur essaya, en désespoir de cause, une cautérisation de la gencive saignante avec le thermocautère : l'hémorragie s'arrêta immédiatement pour ne plus reparaître et l'état général des enfants se releva rapidement.

(*Münch. med. Woch.*, t. LX, n° 18, 1913, 6 mars, p. 271, et *Journal Odontologique*.)

L'ESSENCE DE TÉRÉBENTHINE DÉSODORISANT
DE L'IODOFORME

Pour faire disparaître l'odeur de l'iodoforme des instruments et des mains qui ont manipulé l'iodoforme, employer l'essence de térébenthine.

L'ANTISEPSIE BUCCALE PAR L'IODE

Pour combattre l'odeur souvent insupportable de l'haleine de certains sujets M. P. Carles propose de recourir à la désinfection de la bouche par l'iode que l'on utilise de la manière suivante :

« Dans 20 grammes de teinture d'iode du Codex ajouter 1 gramme d'iodure de potassium et loger le mélange dans un flacon compte-gouttes. Pour l'usage, verser 1 à 3 gouttes dans un quart de verre d'eau tiède et avec ce topique se rincer minutieusement la bouche. L'eau supportera d'autant plus de gouttes qu'elle sera plus chaude.

Si on se servait de teinture d'iode seule, elle serait dissociée par l'eau, l'iode se séparerait et se fixant localement sur les muqueuses, déterminerait une saveur désagréablement tenace.

Avec l'iodure de potassium tout change. L'iode reste toujours dissous et sa saveur devient douce et supportable. A cause de cette dissolution, il pénètre dans les parties les plus cachées de la bouche, se fixe temporairement sur les muqueuses et répand pendant un quart d'heure ou plus des vapeurs sensibles à l'odorat des voisins. Si on se souvient en ce moment que c'est un décolorant et un antiseptique à la fois de premier ordre, on comprendra qu'il puisse rendre service.

A un sujet doué d'une excellente denture, nous avons conseillé des lotions buccales et il lui a semblé qu'en en faisant usage les dépôts de nuit sur les dents étaient fort diminués. D'ailleurs nous restons convaincu que quiconque emploierait régulièrement ce moyen, le soir surtout au moment du coucher, guérirait vite une carie déjà déclarée.

La chimie biologique l'explique ainsi : d'abord, les dépôts dentaires précurseurs du tartre ont pour point de départ des fermentations buccales multiples parmi lesquelles dominent, selon l'alimentation, les fermentations ammoniacales ou sulfo-ammoniacales. L'alcali, en se produisant, sature l'acide carbonique des carbono-phosphates de Barillé et les phosphates alcalins terreux s'insolubilisent. Ce sont eux qui constituent le tartre mou ou cristallin.

Quand le sujet est saturnin, la fermentation sulfo-alcaline localisée sous les gencives y fixe le plomb à l'état de sulfure bistreux, caractéristique du liséré typique.

Lorsqu'une dent est atteinte de carie, c'est qu'il y a là un microbe rongeur de nature probablement anaérobie ou une diastase dissolvante. Mais l'iode libre est un oxydant de premier ordre et un antiseptique aussi puissant contre les microbes que contre les diastases. On comprend donc que son application buccale quotidienne au petit coucher soit capable d'arrêter la carie, le dépôt de tartre et le liséré lui-même. En vérité, nul antiseptique n'est d'application plus simple, plus innocente et plus sûre. Ce ne sont pas les chirurgiens du jour qui nous contrediront. »

Archives de Stomatologie.

CONSERVATION DE LA TEINTURE D'IODE

L'emploi de plus en plus fréquent de la teinture d'iode comme désinfectant de la peau et des muqueuses rend très désirable la possession d'un moyen simple de conserver ce liquide à l'abri de toute altération.

M. Courtot préconise pour les services de chirurgie et les approvisionnements de réserve de l'armée, une teinture renfermant 100 grammes d'iode, 35 grammes d'iodure de sodium et 900 grammes d'alcool à 95°.

Grâce à l'addition d'iodure, la solution obtenue peut être étendue sans que l'on ait à craindre la précipitation de l'iode.

(Arch. de Méd. Mil.)

L'ACIDE SULFURIQUE DANS DES CAS DIFFICILES DE DÉVITALISATION DE LA PULPE

Chacun connaît la difficulté de dévitaliser une pulpe dans laquelle il existe des nodules. C'est là surtout que l'usage de l'acide sulfurique est indiqué. Si l'on fait une application de cet acide les douleurs sont légères et durent toujours moins longtemps que si l'on emploie l'arsenic. A la prochaine séance, le nodule de la pulpe est clairement visible et la plupart du temps on le trouvera tout à fait détaché. L'acide a non seulement décomposé les tissus pulpaires environnants, mais le nodule a été légèrement dissous de sorte qu'il est facile de l'enlever.

Pour faire l'application, on emploie un compte-gouttes minime, et l'on ne prend qu'une demi-goutte de l'acide à la fois. Il faut veiller à ne pas appliquer trop d'acide à la fois. Quand le fond de la cavité et pas plus a été recouvert du liquide, une broche molle en platine iridié est doucement enfoncée dans le canal. Il est bon d'avoir toujours sous la main un verre de solution saturée de soude pour le cas où l'acide viendrait à déborder de la cavité. On remarquera que jusqu'au point où pénètre la broche, le tissu est désorganisé et enlevé facilement. Il en est autrement quand on emploie l'acide phénique pour enlever le tiers apical. Le coagulum de l'acide phénique est long à perdre sa sensibilfté et est difficile à enlever.

La force de l'acide employé dans ce but devrait être de plus de 75 °/₀ et attaque le coton. Par conséquent, quand un pansement de cette force d'acide doit être laissé en place pour quelque temps, la laine d'amiante, n'étant pas sensiblement attaquée par l'acide, sera employée au lieu de coton.

En résumé, l'acide sulfurique de 75 à 90 °/₀ est indiqué comme agent de dévitalisation, quand l'arsenic échoue et est surtout utile quand il existe des nodules pulpaires.

(Dental Summary par Dental Surgeon
in Le Laboratoire.)

ACTION DE L'ACIDE ARSÉNIEUX SUR LE TISSU PULPAIRE

Le professeur Dʳ Julius Scheff dit que l'action de l'arsenic sur la pulpe peut se résumer ainsi :

Une hyperhémie accentuée se manifestant déjà
après quelques heures, à laquelle succède une impré-
gnation œdémateuse du tissu conjonctif de la pulpe.
(Le troisième et le quatrième jour, vaisseaux et capillaires gonflés; le sixième jour tous les vaisseaux
limitants thrombosés contre la nécrose). En même
temps, se produit alors une émigration de leucocytes polynucléaires se rendant dans le tissu pulpaire, dont les éléments présentent déjà les symptômes accentués d'une grave détérioration avec
tendance à la nécrose, laquelle prend son point de
départ à l'endroit d'application de l'arsenic et s'étend
de plus en plus profondément. Même après quinze
jours d'action de l'arsenic, on ne reconnaît pas encore une nécrose complète de la pulpe, ses parties
centrales entourées de celles produites par les processus de régénération (prolifération des éléments
conjonctifs) s isolant par une barrière plus ou moins
définie de leucocytes et lymphocytes (petites cel-
lules plasmatiques) de la périphérie nécrotique de
la pulpe.

> (*Oesterreichische ungarische Viertel
> jahrsschrift für Zahnheilkunde.*)

STÉRILISATION EXTEMPORANÉE DES CANAUX RADICULAIRES PAR L'INFLAMMATION DU BIOXYDE DE SODIUM

Le bioxyde de sodium qui a déjà été employé
par O. Zsigmondy (Congrès de Stomatologie, 1911),
pour l'élargissement des canaux radiculaires, est

préconisé par le D{Dr} Mainguy, de Nantes pour la stérilisation extemporanée de ces canaux. Son procédé a au moins le mérite de l'originalité.

Il opère de la façon suivante : Avec une broche barbelée ou lisse, enduite de glycérine et chargée de bioxyde de sodium, il porte ce mélange dans l'intérieur des canaux sans en oublier un seul et provoque l'inflammation et la déflagration du médicament au moyen d'air chaud projeté par une poire métallique rougie au feu, de telle sorte que, comme une traînée de poudre, de la chambre pulpaire à l'apex, l'explosion et l'élévation de température qui en résultent produisent une désinfection parfaite due en grande partie à l'élévation thermique à laquelle vient s'ajouter encore la déshydratation qui l'accompagne et peut-être la production d'oxygène à l'état naissant ?

Il passe ensuite un peu d'alcool dans les canaux élargis préalablement par la méthode de Zsigmondy les remplit d'une pâte antiseptique et obture soit à la gutta, soit définitivement.

L'important avant de commencer ce traitement, est de placer la digue pour bien isoler le champ opératoire, mettre une serviette sur le patient pour le protéger contre les effets de l'explosion qui se traduisent par une production de chaleur et de lumière accompagnés de projection à distance de particules très fines de matière en ignition avec crépitations dues à de petites détonations.

Le D{Dr} Mainguy cite un certain nombre d'observations absolument probantes quant aux résultats obtenus. Si à la longue il est reconnu qu'aucune suite fâcheuse ne s'est produite dans l'organe dentaire ainsi traité que la membrane péricémentaire n'a de ce fait subi aucune désorganisation physiologique, ce procédé pourra entrer dans le domaine de la pratique courante.

RECALCIFICATION

Depuis plus de vingt-cinq à trente ans la question de la recalcification contre la carie dentaire a fait l'objet d'études de la part de plusieurs médecins spécialistes de l'Art dentaire, j'ai publié moi-même différents articles sur la *Carie dentaire et la grossesse* (in *journal de Thérapeutique et clinique infantiles*), et *prophylaxie individuelle contre la carie dentaire* (in *Monde dentaire*, nov. 1907). A la séance de mai 1890 j'avais soumis à l'appréciation de la *Société d'Hygiène de l'enfance* une formule de poudre pour bains dentifrices préventifs de la carie dentaire à employer sans préjudice d'un traitement interne approprié.

Ma formule était :

Phosphate de chaux	10 grammes
Carbonate de chaux	5 —
Bicarbonate de soude.	5 —
Saccharine.	0 gr. 05

Une cuillerée à café par verre d'eau pour baigner les arcades dentaires, matin et soir pendant quelques instants ; aromatiser au besoin et j'ajoutais même qu'il y avait avantage à en absorber quelques gorgées pendant l'usage.

Un peu avant (1888), un pharmacien du nom de Martin, avait lancé un produit sous le nom significatif d'*Ostéo-dentine-Martin* à base de sels de chaux destinés en s'introduisant dans la gangue organique des os des jeunes sujets à aider à la reconstitution non seulement du système osseux en général mais dentaire en particulier.

Plus récemment le Dr Ferrier notre savant confrère a étudié les causes de déminéralisation dont la tuberculose est la conséquence et a proposé un système de reminéralisation que dernièrement le distingué Dr Geo Roussel, revenant sur cette question de la reminéralisation préconisée par Ferrier et mise en pratique au sanatorium d'Angicourt, chez les petits tuberculeux, Roussel dis-je en fervent adepte du progrès, a mis en pratique dans sa clientèle le système précité en faveur des enfants prédisposés à la tuberculose ainsi qu'en faveur des femmes enceintes et en a obtenu d'excellents résultats.

Voici cette formule :

Hydro-carbonate de magnésie . .	40 grammes
Phosphate de chaux	20 —
Carbonate de chaux	30 —
Sous-nitrate de bismuth.	8 —

(Ferrier).

Une cuillerée à café deux heures après chaque repas, on peut varier la dose de bismuth de 8 à 12 grammes, selon le tempérament ou l'eau employée comme véhicule.

Pour favoriser le développement des os, nous avions des produits composés avec l'acide chlorhydrique parce qu'on a prétendu longtemps que les sels de chaux introduits dans l'économie sous la forme pulvérulente ne s'assimilent pas, c'est une grossière erreur de croire cela, évidemment il

ne s'en assimile qu'une faible partie, mais ils jouent
de plus le rôle d'absorbants et comme dans la
recalcification on a affaire à des hyperchloriques,
vous voyez d'ici les résultats que l'on peut obtenir par ces méthodes. Maintenant à ce propos la
thérapeutique s'est enrichie d'une multitude de
produits spécialisés qui offrent sous la forme réduite et agréable les principes actifs des sels de
chaux, mais à notre avis chez les malades qui ne
craignent pas l'absorption de poudres, la formule
précitée réalise une bonne préparation (*Quincerot*).

TRAITEMENT DE LA PULPITE AIGUE FRANCHE
PAR LA SOLUTION IODO-IODURÉE DE BONNARD

Iode.	1 gr.
Ki	0,50
Alcool	15 gr.
Chlorétone	0,10
Chloroforme	1 gr.

« La cavité coronaire étant préparée (curetage),
placer sur la pulpe exposée une boulette de coton
imprégnée de la solution, la retirer quatre minutes
après, sécher légèrement, puis placer sur le pertuis
de la cavité pulpaire deux lamelles de gutta assez
minces et enduites de vernis sandaraque pour les
fixer. Combler au ciment. Opérer à l'abri de la
salive, v. p. 140. Pour contrôler l'état de la pulpe
(pulpite aiguë franche) au moment de l'intervention, indépendamment des symptômes subjectifs :
« même acuité, même fréquence des élancements
sans intermittence trop marquée, être enfin dans
la période d'activité fonctionnelle, on peut encore

mettre à contribution les moyens de contrôle objectifs suivants : « injection simultanée d'eau froide, puis chaude à différents degrés dans la cavité cariée (Walkoff), l'action douloureuse d'une solution à 10 °/₀ de formol à 40 °/₀ (Prieswerk) » mais ces moyens ne sont pas à conseiller dit Bonnard, il préfère s'en rapporter aux courants induits des appareils de Schrœder ou de Cavalié, surtout à celui de Sadrin comme étant susceptibles d'être précis — « faire tour à tour passer le courant sur une dent saine (témoin) et sur la dent malade de façon à établir le *seuil de sensibilité* et le *seuil de douleur* », la différence qui existe entre ces deux phénomènes par comparaison entre la dent saine et la dent malade, sert à établir l'état pathologique grave ou non de cette dernière.

TOUR DE MAIN CONTRE LES ÉCLABOUSSURES
DES IRRIGATIONS

Pour éviter les éclaboussures lors d'une irrigation dentaire, passer la canule de la seringue à travers un trou pratiqué dans le centre d'une rondelle en caoutchouc servant aux succions et l'approcher le plus près possible du foyer en avoir plusieurs de prêtes à l'avance, afin de les renouveler pour chaque patient ; sitôt après, les mettre dans un antiseptique. On agira de même lorsqu'on irriguera directement dans la chambre pulpaire et qu'on devra déployer une certaine pression, il n'y aura qu'à bien accoler la rondelle sur la couronne de la dent le retour en arrière sera ainsi évité.

HUITIÈME PARTIE

FORMULAIRE DENTAIRE

ART DE FORMULER

Pour formuler inscrire d'abord :

> la base [1].
> l'intermède.
> l'adjuvant.
> l'excipient.
> le correctif.

COMBINAISONS MÉDICAMENTEUSES

Au point de vue combinaisons médicamenteuses, n'oublions pas que lorsque nous composons une formule, ainsi que le dit Reclus, *le pouvoir des associations antiseptiques ne s'additionne pas, mais se multiplie.*

POIDS DES CUILLERÉES

Le poids du contenu d'une cuillère à café ou à soupe varie selon la densité du liquide mesurée à ras, ainsi :

1. Si la formule ne contient qu'une base elle est dite monobasique si elle en contient plusieurs : polybasique.

N. B. — Dans ce formulaire, toutes les préparations, ne portant pas de nom en regard, sont celles que nous avons composées et expérimentées avec succès dans le cours de notre longue pratique.

Une cuillerée à café d'eau pèse . .	5 grammes
Une cuillerée à café de sirop pèse.	6 —
Une cuillerée à café d'huile pèse. .	6 —
Une cuillerée à bouche d'eau pèse.	16 —
Une cuillerée à bouche de sirop pèse.	18 —
Une cuillerée à bouche d'huile pèse.	18 —

Une cuillerée à bouche contient trois cuillerées 1/2 à café.

POIDS EN GOUTTES DE QUELQUES SUBSTANCES EMPLOYÉES EN THÉRAPEUTIQUE DENTAIRE

Alcool à 90°. . . .	61	gouttes pèsent 1 gramme
— d'aconit . .	53	—
Chloroforme . . .	56	—
Créosote végétale. .	43	—
Ether	53	—
Glycérine. . . .	25	—
Laudanum R . . .	35	—
Laudanum S . . .	32	—
Teint. d'iode . . .	61	—
Noix vomique . . .	57	—
Huile de Menthe . .	50	—

MESURES DE CAPACITÉ EMPLOYÉES EN MÉDECINE ET LEUR RAPPORT AVEC LES MESURES DE LA PÉSANTEUR

Une tasse	contient environ	120 grammes
Un verre à vin	—	60 —
Une cuiller à soupe de liquide	—	16 —
— — poudre	—	8 —
— à café de liquide	—	5 —
— — poudre	—	2 gr. 1/2
— — magnésie	—	0 gr. 6

DENTIFRICES

Les dentifrices sont des préparations hygiéniques destinées à entretenir les dents dans un état de propreté constante, à tonifier les gencives et à les conserver dans un état de santé normal ; de plus ces préparations sont pour la plupart antiseptiques et chargées de produits essentiels destinés à entretenir la fraîcheur et combattre la septicémie de la cavité buccale. Ils ne doivent pas se prescrire à tort et à travers, mais bien selon l'état du milieu buccal. L'analyse de la salive ou plus simplement le tournesol seront pour cela de précieux auxiliaires.

De plus lorsqu'on se trouve en présence de certaines lésions de la bouche ou qu'on en soupçonne l'apparition, il y a lieu d'être circonspect dans le choix d'une formule, comme par exemple dans la leucoplasie ou les productions néoplasiques, etc., dans ces cas les substances irritantes devront être proscrites, d'où danger pour certaines personnes de se servir d'un dentifrice dont on ignore la composition, éviter le salol dans les formules dentifrices.

Poudres dentifrices.

Poudre dentifrice de Mialhe

Sucre de lait	1.000	grammes
Tannin pur.	25	—
Laque carminée	10	—
Essence de menthe.	20	—
— d'anis	XX	gouttes
— de fleur d'oranger . . .	X	—

Poudre dentifrice anglaise

Craie préparée	100	grammes
Camphre. . . . . :	1	—
Laque carminée	2	—

Ajouter au choix : essences de menthe, girofle, teinture de vanille, etc.

Poudre dentifrice de Réveil

Quinquina rouge	10	grammes
Tannin	10	—
Charbon de bois.	10	—
Camphre	1	—
Essence de girofle	V	gouttes

Poudre Andrieu

Carbonate de magnésie	60	grammes
Craie préparée	30	—
Pierre ponce lavée.	5	—
Essence de menthe anglaise . . .	XX	gouttes
Carmin	Q. S.	

Poudre de Harris n° 1

Craie pulvérisée.	120	grammes
Racine d'iris	120	—
Cannelle.	16	—
Bicarbonate de soude.	2	—
Sucre blanc	30	—
Essence de citron	XV	gouttes
— de rose.	X	—

Poudre de Harris n° 2

Craie préparée	60	grammes
Racine d'iris	60	—
Pierre ponce	30	—

Poudre dentifrice Pelletier

Sulfate de quinine	2	décigr.
Corail préparé	30	grammes
Laque carminée.	4	décigr.
Essence de menthe.	II	gouttes

Poudre dentifrice Regnart

Magnésie calcinée	15	grammes
Sulfate de quinine	5	—
Carmin	Q. S.	
Huile volatile de menthe.	III	gouttes

Poudre dentifrice savonneuse

Savon pulvérisé.	60	grammes
Iris	60	—
Seiche	90	—
Craie.	90	—
Essence de girofle	1	—
— de citron	1	—

Poudre dentifrice acide (Codex)

Tartrate acide de potasse porphyrisé.	200	grammes
Sucre de lait.	200	—
Carmin, n° 40.	40	centigr.
Essence de menthe poivrée. . . .	1	gramme

Divisez avec soin le carmin dans un mortier avec une partie du *sucre de lait;* ajoutez le restant du sucre et le tartrate acide de potasse; puis, après avoir aromatisé le mélange avec l'essence de menthe, conservez-le à l'abri de la lumière dans un vase bouché.

Poudre dentifrice alcaline (Codex)

Carbonate de chaux précipité. . .	100	grammes
Carbonate de magnésie en poudre.	100	—
Poudre de quinquina gris	100	—
Essence de menthe poivrée. . . .	1	—

M.

Poudre dentifrice à l'iris (Redier)

Poudre d'iris de Florence	30	grammes
Bitartrate de potasse.	10	—
Pierre ponce porphyrisée	10	—
Teinture d'ambre musquée. . . .	1	—

Colorez en rose et mêlez.

Poudre dentifrice à la suie (Gaz. hôp.)

Suie de bois.	30	grammes
Racine de fraisier	20	—
Eau de cologne	Q. S.	

Pour aromatiser la poudre.

Le Dr Kemmeren dit que par l'usage de cette poudre on conserve ses dents dans un état d'intégrité parfaite (Dorvault).

Poudre dentifrice (Am. Codex)

Bol d'Arménie	90	grammes
Corail rouge	90	—
Os de seiche	90	—
Sangdragon	45	—
Cochenille	52	—
Crème de tartre.	140	—
Cannelle	24	—
Girofle	4	—

Mentholine Quincerol, dentifrice alcalin

Bicarbonate de soude.	50	grammes
Phosphate de chaux	50	—
Carbonate de chaux	100	—
Os de seiche pulvérisé	25	—
Camphre en poudre	10	—
Essence de menthe anglaise	XX	gouttes

Carmin (quantité suffisante pour donner une teinte rosée).
Sucre de lait (quantité suffisante pour délayer le carmin).

Poudre dentifrice acide

Crème de tartre. . . . . 200 grammes
Sucre de lait 200   —
Laque carminée. 20   —
Essence de menthe. 1   —

F. s. a. Une poudre (*Codex*).

Poudre dentifrice blanche anglaise

Craie. . . . . 3 parties
Camphre en poudre fine. . . . . 1 partie

Conservez en flacon bouché.

Poudre dentifrice Desirabode

Corail rouge . . . . 125 grammes
Sangdragon 30   —
Carmin . . . . 25 centigr.
Ecorce de citron . . . . 1 gramme
Sucre blanc . . . . 15 grammes

Poudre dentifrice myrrhée

Crème de tartre. . . . . 125 grammes
Iris 60   —
Myrrhe 30   —
Sangdragon 30   —
Essence de girofle 2   —

Poudre dentifrice absorbante

Carbonate de   . . . .)
   —   de magnésie . . . . } ââ 100 grammes
Quina gris. . . . .)
Essence de menthe . . . . . . 1 gramme

F. S. a. (*Codex*).

Poudre dentifrice alcaline (Deschamps)

Talc de Venise . . . . 120 grammes
Bicarbonate de soude. 30   —
Carmin . . . . 3 décigr.
Essence de menthe. . . . . . . 6 décigr.

Poudre dentifrice (Charlard)

Crème de tartre.	150 grammes
Alun calciné	10 —
Cochenille	8 —
Essence de roses	VI gouttes

Poudre dentifrice (Maury)

Charbon végétal.	250 grammes
Quinquina.	125 —
Sucre.	250 —
Essence de menthe.	15 —
Essence de cannelle	8 —
Teinture d'ambre	2 —

Poudre dentifrice (Lefoulon)

Cochléaria	
Raifort	
Gaïac.	
Quinquina	âā
Menthe	
Pyrèthre	
Ratanhia	
Acore.	

F. s. a. Une poudre fine.

Poudre dentifrice (Toirac)

Carbonate de chaux	10 grammes
Magnésie	20 —
Sucre.	10 —
Crème de tartre.	3 —
Essence de menthe.	3 —

Poudre dentifrice au charbon

Charbon médicinal.	10 grammes
Magnésie	5 —
Quinquina.	5 —
Tartrate acide de potasse	4 —
Essence de menthe.	1 —

Poudre dentifrice tartarisée

Crème de tartre.	750 grammes
Alun calciné	125 —
Cochenille.	60 —
Girofle	15 —
Cannelle.	15 —
Bois de Rhodes.	30 —
Essence de roses	Q. S.

(*Codex*)

Poudre dentifrice noire ou au charbon

Charbon léger.	200 grammes
Quinquina gris	100 —
Essence de menthe.	1 —

(*Codex*)

On peut y ajouter de la myrrhe, de la crème de tartre. Dans quelques formules, le charbon de bois est remplacé par celui de pin. Excellent dentifrice (Dorvault).

Poudre dentifrice Péruvienne (Poisson)

Sucre.	2 grammes
Magnésie	4 —
Amidon.	4 —
Cannelle.	3 décigr.
Macis	1 décigr.
Crème de tartre.	4 grammes
Sulfate de quinine.	15 centigr.
Carmin	25 centigr.
Essence de roses et de menthe	ââ IV gouttes

Poudre pour les syphilitiques

Poudre de quinquina	} ââ 10 grammes
Poudre de Ratanhia.	
Chlorate de potasse.	8 —
Carbonate de chaux.	20 —
Essence de menthe	Q. S.

(Estéoule et Dauzier).

Poudre dentifrice contre les collets sensibles (Boyd. Wallis)

Phosphate de chaux	80 grammes
Craie précipitée.	80 —
Poudre d'amidon	30 —
Chlorhydrate de cocaïne.	50 centigr.
Eugénol.	XV gouttes

Dissoudre la cocaïne dans un peu d'alcool, la mêler avec l'eugénol et ajouter à cette solution du phosphate de chaux desséché et préalablement chauffé. Bien mêler et ajouter les autres ingrédients en mélangeant le tout dans un mortier jusqu'à ce que la poudre soit homogène.

(Viau).

Poudre dentifrice à la saccharine

Iris pulvérisé.	25 grammes
Craie pulvérisée et lavée.	50 —
Saccharine.	10 centigr.
Essence de menthe.	X gouttes
Carmin	Q. S.
M.	

On peut adjoindre à cette poudre, soit du bicarbonate de soude, afin de la rendre alcaline, soit de l'acide tartrique dans le cas où le tartre se forme trop facilement ainsi qu'un peu d'alun.

Poudre dentifrice pour enfants [1]

Craie précipitée et lavée.	100 grammes
Magnésie calcinée	10 —
Saccharine.	0,05 centigr.
Essence d'anis	X gouttes
M.	

1. Nous rappelons que les formules ne portant pas de nom en regard sont celles qui nous sont personnelles.

Poudre dentifrice pour les personnes ayant tendance à la carie

Carbonate de chaux précipité . . .	100 grammes
Magnésie calcinée	20 —
Borate de soude porphyrisé . . .	10 —
Saccharine.	0,10 centigr.
Essence de menthe ou d'anis . . .	XX gouttes

M. S. a.

Poudre dentifrice contre le tartre dentaire

Crème de tartre.	150 grammes
Alun calciné	5 —
Sucre de lait.	5 —
Teinture de vanille . . . . . ,	V gouttes

Autre

Craie précipitée et lavée.	100 grammes
Os de seiche porphyrisé.	25 —
Fluorure d'ammonium (fluoram). .	0,50 centigr.
Menthol.	0,05 centigr.

Rincer la bouche à la suite avec eau de Vichy préparée.

Poudre dentifrice pour personnes ayant les dents saines
à tous points de vue

Craie précipitée et lavée.	100 grammes
Borate de soude pulvérisé	10 —
Magnésie calcinée	5 —
Savon médicinal pulvérisé	5 —
Saccharine.	0,05 à 0,10 centigr.
Camphre	5 grammes
Ou bien essence de rose, de menthe, d'anis, de géranium rosa, au goût.	XV gouttes

Si on le désire colorer en rose en ajoutant carmin q. s.

Autre poudre effervescente

Carbonate de chaux	150 grammes
Perborate de sonde	3 —
Saponine	2 —
Saccharine.	0,05 centigr.
M. s. a.	

Aromatisez avec menthol ou essence de vanille ou de Wintergreen.

Poudre dentifrice contre les gingivo-stomatites séniles

Magnésie calcinée	50 grammes
Sulfate de quinine.	2 —
Savon médicinal	3 —
Saccharine.	0,05 centigr.
M. s. a.	

Opiats ou électuaires

Les opiats ou électuaires sont des médicaments ayant la consistance d'une pâte molle.

Opiat dentifrice neutre de Redier

Poudre d'iris de Florence	20 grammes
Craie lavée	10 —
Pierre ponce porphyrisée	10 —
Teinture d'ambre musquée. . . .	1 —
Glycérine	Q. S.

Mêler, faire une pâte de consistance dure.

Opiat dentifrice acide de Redier

Poudre d'iris de Florence	30 grammes
Bitartrate de potasse.	10 —
Pierre ponce porphyrisée	10 —
Teinture d'ambre musquée. . . .	1 —
Glycérine pure	Q. S.

Colorez en rose, mêlez en une pâte consistance convenable.

Electuaire dentifrice

Poudre dentifrice acide	100 grammes
Miel blanc.	75 —
Glycérine officinale	25 —

Mélangez à froid le miel et la glycérine, ajoutez peu à peu la poudre et faites une pâte homogène (*Codex*).

Opiat dentifrice au charbon

Charbon de bois en poudre . . .	30 grammes
Chlorate de potasse	2 —
Eau de menthe	2 —

(Dorvault)

Opiat dentifrice (Dubrac)

Phosphate de chaux	80 grammes
Magnésie calcinée	10 —
Savon	5 —
Carmin n° 40.	2 —
Gomme arabique	8 —
Glycérine à 38°.	80 —
Huile essentielle de menthe . . .	50 centigr.
— de roses	50 —
— d'anis vert	35 —

Pâte dentifrice au chlorate de potasse

Craie pulvérisée et lavée	
Racine d'iris.	
Savon	ââ 50 °/₀
Glycérine.	
Chlorate de potasse	0,50 —

Cette formule a l'avantage de rendre plus supportable le contact du chlorate de potasse en présence d'érosions ou d'ulcérations profondes, très efficace, dans la stomatite mercurielle.

(S. Fradiss).

Opiat alcalin (Poinsot)

Magnésie calcinée	10 grammes
Sucre de lait	10 —
Bicarbonate de soude . . . . . · .	10 —
Laque carminée	50 centigr.
Saponine	50 —
Chlorhydrate de quinine	10 —
Eau de roses	X gouttes

Glycérine neutre à 30° Q. S. pour faire une pâte homogène.

Pâte dentifrice pour leucoplasiés (E. Blanc)

Fleur de soufre	25 grammes
Magnésie calcinée	15 —
Naphtol	2 —
Résorcine	1 —
Menthol	30 centigr.
Glycérine Q. S. pour faire une pâte.	

Savons dentifrices

Savon dentifrice mou de Redier

Talc de Venise	120 grammes
Pierre ponce porphyrisée	10 —
Savon médicinal pulvérisé . . .	25 —
Glycérine	20 —
Glycérolé d'amidon	20 —
Essence de menthe	2 —
— de girofle	1 —

Savon pulvérulent

Savon blanc médicinal . · . . .	20 grammes
Carbonate de chaux précipité . .	18 —
Essence de roses	1 —
— de menthe	1 —
— de lavande , ...	1 —
Carmin	20 centigr.

(Fagner).

Savon dentifrice

Thymol.	5 centigr.
Extrait de ratanhia	1 gramme
Glycérine	10 —
Magnésie calcinée	50 centigr.
Borate de soude.	4 grammes
Essence de menthe.	XX gouttes
Savon médicinal	30 grammes

(*Monde dentaire*)

Savon médicinal pour nettoyer la bouche

Savon médicinal	30 grammes
Glycérine	30 —
Alcool à 90°	15 —
Acide salicylique	1 —
Eau de menthe poivrée	Q. S.
Matières calmantes.	Q. S.

(Chompret)

Elixirs dentifrices

Les élixirs dentifrices sont le résultat d'un mélange de certaines plantes, essences, teintures avec l'alcool.

Huile volatile de cannelle de Ceylan.	1 gramme
Huile badiane	2 —
— volatile de girofle	2 —
— de menthe	8 —
Teinture de benjoin.	8 —
— de cochenille	20 —
— de gayac.	8 —
— de pyrèthre.	8 —
Alcool à 80°	1.000 —

(*Codex*)

M., filtrez après quelques heures.

Autre

Anis	40	grammes
Girofle	10	—
Cannelle.	10	—
Essence de menthe.	2	—
Cochenille	3	—
Alcool à 60'	1.000	—

Faites macérer pendant huit jours, filtrez et ajoutez teinture d'ambre, 5 grammes (*Codex*).

Eau de Botot

Semences d'anis.	80	grammes
Girofle	10	—
Cannelle concassée.	20	—
Huile volatile de menthe. . .	20	—
Alcool à 80°	2.240	—

Faites infuser pendant sept à huit jours, filtrez et ajoutez teinture d'ambre, 1 gramme (*Codex*).

Elixir (Andrieu)

Esprit-de-vin de Montpellier. . .	1	litre
Essence de menthe	10	grammes
— de roses	2	—
— d'anis	1	—
— de savon	2	—
Cochenille.	Q. S.	

Mélanger d'abord l'essence de savon avec l'esprit-de-vin préalablement coloré avec la cochenille, puis verser les essences de menthe, de roses et d'anis préalablement mélangées ensemble (Andrieu).

Elixir astringent

Kina	100	grammes
Ratanhia.	100	—
Teinture de baume de Tolu. . .	2	—
— de benjoin	2	—

Essence de menthe. . . . . . .   2 grammes
  —   de cannelle   2   —
  —   d'anis   1   —
Alcool à 90° . . . .   1.000   —

Faites macérer pendant quinze jours et filtrez (*Codex*).

Elixir antiseptique

Acide phénique cristallisé . . .   5 grammes
Teinture d'iode   10   —
Essence de citron   3   —
  —   de menthe.   5   —
Alcool à 60° . . . .   1.000   —

Elixir acide (Redier)

Vinaigre distillé. . . . .   300 grammes
Alcool à 90°   150   —
Teinture de benjoin   60   —
Essence de girofle . . . . . .
  —   de lavande. . . . . . ââ 1   —
  —   de citron . . . . . .

Mêlez.

Elixir dentifrice (Dorvault)

Girofle . . . .   50 grammes
Cannelle.   50   —
Badiane.   50   —
Cochenille   25   —
Crème de tartre   25   —
Essence de menthe.   25   —
Alcool à 80° . . . .   8.000   —

On concasse les aromates et on les met dans l'alcool, ainsi que l'huile volatile ; d'autre part, on triture la cochenille avec la crème de tartre à l'aide d'un peu d'eau ; on ajoute ce mélange au premier ; on laisse en contact dix jours et on filtre.

Teinture de Grenought pour les dents

Amandes amères.	60 grammes
Bois de Brésil.	15 —
Bourgeons de sapin	15 —
Iris	8 —
Cochenille	4 —
Sel d'oseille	4 —
Alun	4 —
Alcool à 80°	1.000 —
Esprit de cochléaria	45 —

(R. Patenté, ang.)

Teinture gingivale dentifrice

Laque en bâtons.	40 grammes
Alun calciné	10 —
Alcoolat de cochléaria composé.	230 —

F. macérer, filtrez (Guibourt).

Dentifrice à la formaline

Formaldéhyde à 40 °/₀.	50 grammes
Alcool à 90°	1.000 —

Dissoudre et ajouter :

Teinture de benjoin	200 grammes
— de myrrhe.	50 —
Huile de menthe.	3 —
— d'anis	3 —
— de cassia	1 —
— de camomille.	XV gouttes
Poudre de cochenille	2 grammes

Mélanger et filtrer.

Pommades et lotions

Pommade contre la rougeur et le gonflement des lèvres

Amidon pulvérisé	4 grammes
Blanc de baleine	1 —
Cire blanche	4 —
Huile d'olive	8 —
M.	

(Cazenave)

Contre les gerçures des lèvres

Oxyde de zinc	1 gramme
Cold-cream	15 —
M.	

(Cazenave)

Autre

Beurre de cacao. . . . . . . } ââ 15 grammes
Huiles d'amandes douces . . . }
M.

(Cazenave)

Contre les croûtes aux lèvres

Précipité blanc	30 centigr.
Cold-cream	30 grammes

Onctionner (Cazenave).

Lotion

Tannin	2 grammes
Eau	125 —
Essence bergamotte	VI gouttes

(Cazenave)

M. s. a.

Liniment-pommade pour combattre le trismus ou constriction des mâchoires, l'adénite

Iodure de potassium	2 centigr.
Vaseline	20 grammes
Cocaïne (facultative)	1 centigr.

A appliquer sur le derme de la joue plusieurs fois par jour.

Antinévralgique (Galezowski)

Menthol. . . . .   1 gramme
Cocaïne. . . . .   25 centigr.
Chloral   50   —
Vaseline   5   —

Enduire le point douloureux.

Contre la constriction des mâchoires
Pommade

Extr. alcoolique des feuilles d'aconit.   3 grammes
Ammoniaque . . . .   10 gouttes
Axonge . . . .   12 grammes
                              (Turnbull)

Mixtures, composés anti-odontalgiques
intra-dentaires

Introduire dans la cavité des caries dentaires un petit tampon d'ouate imprégné de la composition suivante (1) :

Acide phénique cristallisé. . . . .
Menthol. . . . . } àà 1 gramme
Stovaïne . . . .

Mixture calmante dentaire (Concours méd.)

Teinture de benjoin du *Codex*. . .   4 grammes
Teinture thébaïque   2   —
Chloroforme pour anesthésie . . .   2   —
Créosote très pure   2   — .
   M. s. a.

1. Recouvrir toujours d'un autre tampon d'ouate sec ou imprégné de collodion ou à défaut d'une boulette de cire ou papier d'étain.

Mixture calmante (Redier)

Teinture de benjoin. . . . . . .   6 grammes
   —   d'extrait d'opium . . . .   2 .   —
Chloroforme   2   —

Autre (idem)

Teinture de benjoin. . . . . . .   6 grammes
   —   d'extrait d'opium   2   —
Alcoolature d'aconit   2   —

Mixture dentaire (Magitot)

Chloroforme . . . .   2 grammes
Laudanum de Sydenham.   2   —
Alcoolé de benjoin   10   —

Mixture anti-odontalgique anglaise

Essence de térébenthine médicinale.   30 grammes
Camphre   8   —
   M.

Une goutte sur du coton, introduire dans la carie
dans tous les degrés.

Mixture contre l'hyperesthésie dentinaire (2ᵉ degré)

Poudre de Vienne . . . . . ⎱ préparer extempora-
Alcool à 95° ou chloroforme. ⎰ nément une pâte
  M.

Placer une petite quantité de cette pâte au fond
de la cavité et recouvrir soigneusement à la gutta
préparée ou au ciment léger, laisser en place 12, 24
ou 48 heures selon le cas, plus s'il y a lieu, dans
le voisinage immédiat de la pulpe restreindre le laps
de temps.

Caustique odontalgique (Calvy)

Acide azotique hydraté . . . . .   4 grammes
Acétate de morphine   25   —
 M.

Contre les maux de dents et les névralgies qui
en dépendent, nettoyer la cavité de la dent malade,

isoler la dent avec des bourrelets d'ouate et y introduire un tampon imbibé du liquide caustique,
recouvrir le pansement d'un contre-tampon au collodion ou au stérésol.

*Pansement dentaire calmant à appliquer à l'aide d'une boulette
d'ouate dans les caries des 2ᵉ et 3ᵉ degrés*

(Efficace dans l'odontite)

Chlorhydrate de morphine . . . . ⎰ ââ 2 centigr.
    —   de cocaïne. . . . . ⎱

Ajouter quelques gouttes d'une solution alcoolique très concentrée d'acide phénique cristallisé,
c'est-à-dire.

Acide phénique. . . . .   50 centigr.
Alcool à 90° . . . . . .   qq. gouttes pour faire
                   entrer en déliques-
                   cence.

On peut également adjoindre quelques gouttes
d'essence de girofles.

Recouvrir le pansement actif d'une boulette
occlusive de collodion ou de stérésol.

Ce pansement est excellent à appliquer pendant
une ou deux séances, préalablement à l'emploi du
formol.

Moyen d'anesthésier la dentine

Placer dans la cavité un tampon d'ouate saturé
d'acide phénique et plongé dans des cristaux de
chlorhydrate de cocaïne. Insuffler de l'air chaud
pendant quelques minutes. L'anesthésie sera suffi-

sante pour permettre l'excision d'une couche de dentine sans aucune douleur.

(*British journal of dent. Sc.*)

Pansement antiseptique très efficace des canaux dans les caries du 4ᵉ degré avec absence de péricémentite

Chloroforme pur	40 grammes
Menthol cristallisé.	2 centigr.
Acide thymique.	2 —
Trioxyméthylène	1 —
M.	

Imprégner les mèches d'ouate, enroulées sur la sonde, les introduire dans les canaux et les retirer successivement, nettoyer avec plusieurs mèches et en laisser une à demeure jusqu'au lendemain.

Pansement dentaire (carie du 2ᵉ degré) contre la sensibilité de la dentine

Vératrine	10 centigr.
Tannin	30 —
Glycérine	8 grammes
Alcool absolu	6 —
	(Bogue)

A employer avec de grandes précautions.

Mixture anti-odontalgique (Cadet)

Laudanum de Sydenham.	4 grammes
Ether sulfurique.	4 —
Baume du Commandeur	4 —
Huile de girofle	20 gouttes
M.	

A l'aide d'un tampon de coton frictionner la gencive à l'endroit de la dent malade.

COMPOSÉS ANTI-ODONTALGIQUES EXTRA-DENTAIRES

Autre pour enfants (usage externe ou paradentaire)

Teinture d'iode fraîche . . . . . } ââ 4 grammes
Teinture d'aconit . . . . }
Gaiacol synthétique cristallisé . . 2 grammes
(Dauchez)

Iodure de plomb . . . . 2 grammes
Axonge benzoïnée . . . . 30 —
Isch Wall

Pour appliquer sur la joue dans les indurations sous-périostées des maxillaires.

Mixture antinévralgique (Celler)

Ether formique . . . . 20 grammes
Alcool de mélisse . . . . 80 —
Morphine . . . . 25 centigr.

En friction, 5 ou 6 fois par jour sur le point douloureux.

Sachet résolutif et sédatif contre la périostite (Garretson)

Acétate de plomb . . . . 5 centigr.
Teinture d'opium . . . . 5 —
Eau . . . . 5 grammes

Imprégner une petite rondelle d'amadou et la déposer sur la gencive au niveau de la dent malade (isoler).

Anesthésique local (à employer à l'aide du pulvérisateur Richardson)

Chloroforme . . . . 30 grammes
Ether sulfurique . . . . 40 —
Menthol cristallisé . . . . . . 1 —
    M.

Employer seulement une partie du liquide ; autant que possible, éviter de faire pénétrer les vapeurs dans les narines ; l'analgésie ainsi obtenue est notable et est susceptible de durer quelques minutes.

(Monde dentaire.)

Préparation pour le pansement de la pulpe mise à nu dans les caries du 3° degré (Herbst). Il y a avantage à ce que la pulpe soit découverte.

Poudre de cobalt	2 parties
Chlorhydrate de cocaïne. . .	1 —
Acide phénique	q.s. pour donner la consistance pâteuse.

Placer, sur la pulpe ou la dentine qui la recouvre, très peu de cette pâte et recouvrir avec un tampon obturateur. Si la surface de la pulpe est encore douloureuse à la séance suivante, le renouveler.

Une fois la pulpe rendue insensible par cette pâte, on résèque la tête de la pulpe, et on obture la chambre pulpaire après avoir placé à l'entrée des canaux :

Iodoforme	3 grammes
Glycérine	2 —
Coumarine	5 centigr.

Oxyde de zinc q. s. pour faire une pâte consistante

Formule mise en usage en Amérique, de puissance moindre que celle à la formaldéhyde.

INJECTIONS

Injection intradermique hémostatique

Extrait aqueux d'ergotine . . . .   1 gramme
Eau distillée   9   —
Une seringue de Pravaz contient 0 gr. 12 d'extrait.
(Dujardin-Beaumetz)

Autre

Ergotine . . . .   2 grammes
Hydrolat de Laurier cerise . . . 15   —
Glycérine 15   —
    M.
(Lucas-Championnière)

Eau chloroformée

Chloroforme . . . .   1 gramme
Eau bouillie 100   —
    M. et agitez.

Injection sous-cutanée pour combattre la syncope,
les pertes sanguines
(Sérum artificiel)

Sel ordinaire . . . . 3 à 4 grammes
Eau distillée . . . . 1.000   —
    M.
(Isch-Wall)

Autre sérum

Chlorure de sodium . . . . . .   5 grammes
Sulfate de soude 10   —
Eau distillée 100   —
(Hayem)

Injecter à l'aide d'une seringue spéciale (sérum), c'est-à-dire d'une capacité plus grande que celle dite de Pravaz. — Le but de cette injection est d'augmenter la pression sanguine et de stimuler ainsi l'activité cardiaque ; — injecter d'abord une seringue.

M. Gaucher dit que la leucoplasie est une affection d'origine syphilitique. Il conseille les injections suivantes pour la traiter.

Benzoate de mercure	1 gramme
Chlorure de sodium pur	75 centigr.
Eau.	100 grammes

(Société des Hôpitaux, 29 nov. 1901)

Lavages, irrigations

Hydrate de chloral	1 gramme
Eau distillée ou bouillie	200 —
Menthol	15 centigr.
Essence de menthe ou d'anis . .	X gouttes

M. s. a.

Liquide pour irrigations (Pitsch)

Solution normale de formaldéhyde	2 grammes
Alcoolat de menthe	5 —
Eau distillée	1.000 —

M.

Solution pour irrigations buccales chez les enfants portant des appareils de redressement

Chlorate de potasse.	40 grammes
Eau	1.000 —

(Dubois)

Solution pour irrigation dans la stomatite aphteuse

Salicylate de soude	10 grammes
Cocaïne	5 centigr.
Eau bouillie.	500 grammes

M.

Antisepsie des substances d'empreintes

Solution de formaldéhyde à 40 %.	5 grammes
Eau distillée	1.000 —

Faire ramollir le godiva ou stent dans cette solution au lieu de l'eau ordinaire (Pitsch).

On pourra aromatiser au dernier moment avec V gouttes d'essence de géranium rosa.

Formule de pâte à empreintes

℞ Stéarine du commerce	25 grammes
Copal demi doux d'Afrique.	25 —
Talc de Venise	50 —
Carmin	0,5 centigr.
Essence de géranium rosa ou vanille.	1 goutte

Manipulation : faire fondre la résine en vase clos en chauffant dans un bain de sable. Quand la fusion est complète, laisser refroidir un peu, et ajouter la stéarine en remuant constamment puis le talc carminé dans lequel on aura incorporé l'essence aromatique dont on aura fait choix. Bien mélanger et couler dans des moules à cet effet. Augmenter ou diminuer la plasticité à l'aide de la résine ou copal.

MÉLANGE POUR PRODUIRE DE LA GLACE

Mélange frigorifique ou réfrigérant :

Nitrate d'ammoniaque.	1 partie	baisse thermométrique	
Eau.	1 —	de + 10	
Sulfate de soude . . .	8 —	à — 13 = 23 froid	

En plaçant un vase contenant de l'eau au milieu de ce mélange, on peut se procurer de la glace à volonté (Dorvault).

AGENTS MÉDICAMENTEUX EMPLOYÉS EN GARGARISME

Miller a divisé les gargarismes en : 1° antiseptiques ; 2° narcotiques ; 3° astringents ; 4° résolutifs.

Les gargarismes antiseptiques doivent être, selon l'auteur, très diffusibles car leur pouvoir est alors considérable et leur action très rapide.

1° *Gargarismes antiseptiques*. — Sublimé, thymol, menthol, permanganate de potasse pour les affections gangréneuses et excellents désodorisants. Chlorate de potasse encore beaucoup employé principalement dans les stomatites mercurielles. Borax, acide borique sont faiblement antiseptiques mais n'irritent pas les muqueuses. Acide salicylique surtout employé en badigeonnages ;

2° *Gargarismes astringents*. — Tannin et acide gallique qui sont vaso dilatateurs et diminuent l'hypersécrétion catarrhale ;

3° *Gargarismes sédatifs*. — Bromures de potassium et de sodium employés en badigeonnages. Teinture d'opium et têtes de pavots conseillées pour les amygdalites et pharyngites avec dysphagie.

4° *Gargarismes résolutifs.* — Sels alcalins qui, en augmentant la sécrétion salivaire, liquéfient le mucus épais et adhérent. Bicarbonate de soude, chlorure de sodium, eaux minérales alcalines, chlorhydrate d'ammoniaque.

Ces substances doivent être employées en solutions tièdes associées à des antiseptiques [*].

Gargarismes

Gargarisme antiseptique

Acide borique	20 grammes
Eau	500 —
Naphtol B.	10 centigr.
Alcool, q. s.	
F. s. a.	

Autre

Borate de soude.	5 grammes
Perhydrol à 10 vol.	10 —
Eau bouillie	500 —
M.	

Gargarisme salicylique désinfectant

Acide salicylique	2 grammes
Alcool	20 —
Eau bouillie	200 —
M.	

Gargarisme au chlorate de potasse

Chlorate de potasse	5 grammes
Eugénol.	50 —
Eau distillée	500 —
M.	

(Viau)

[*] *Archives internationales de laryngologie.*

*Gargarisme contre le muguet et le mauvais état de la bouche,
septicémie, cachexie infantiles*

    Eau oxygénée à 10 v. . . . . . .   5 grammes
    Eau bouillie ou distillée. 150   —
    On peut si on le juge à propos ajouter 5 centig. cocaïne
        M.

Une cuillerée à café de la solution dans un demi-verre d'eau pure pour rincer, baigner les arcades dentaires trois à quatre fois par jour.

Gargarisme iodé

    Teinture d'iode . . . .   10 grammes
    Glycérine   10   —
    Décocté de roses de Provins . . .   300   —
        M. s. a.

Bain de bouche contre la stomatite mercurielle

    Peroxyde d'hydrogène . . . . . .   3 grammes
    Eau bouillie   150   —
        M.

Pour vaincre la fétidité de l'haleine et hâter la guérison.

Gargarisme résolutif

    Iodure de potassium . . . .   10 grammes
    Eau de laurier cerise.   50   —
    Eau chloroformée   150   —
    Eau stérilisée.   300   —
        M. employer tiède.

Au début de la fluxion, ce gargarisme est calmant et peut faire disparaître l'œdème.

                                        (G. Viau).

*Gargarisme à employer dans les ulcérations syphilitiques
douloureuses (usage externe)*

Infusion de feuilles de coca . . .	150 grammes
Miel rosat.	30 —
Chlorate de potasse	5 —

(Lemoine)

Gargarisme émollient et calmant

Racines de guimauve.	20 grammes
Tête de pavot nᵒ 4.	Une

Faire bouillir **10 à 15** minutes dans un litre
d'eau, passer le liquide et ajouter

Acide borique	10 à 15 grammes

Employer tiède.

*Gargarisme contre les ulcérations syphilitiques
bucco-pharyngées*

Teinture d'iode.	10 grammes
Glycérine	10 —
Décoction de roses de Provins . .	200 —

(*Journ. des Praticiens*)

Collutoires

*Collutoire dentaire contre indurations gingivales,
périostites, fluxions*

Iodure de potassium	1 centigr.
Teinture d'iode	4 grammes
Chlorhydrate de cocaïne.	1 centigr.
Glycérine neutre	15 grammes

M. s. a.

Imprégner un bourrelet d'ouate hydrophile ou
de charpie et le déposer sur la gencive au niveau
de la dent cause de l'affection; trois ou quatre ap-

plications par jour. — Conserver le pansement cinq à dix minutes autant que possible à l'abri de la salive.

Collutoire contre la leucoplasie buccale

Résorcine.	2 gr. 50
Kaolin	1 gr. 50
Axonge.	30 grammes
	(Leistikow)

Collutoire pour combattre les ulcérations de la bouche

Acide thymique.	1	gramme
Iode métallique.	5	—
Alcool absolu.	30	—
		(Viau)

Toucher les surfaces ulcérées.

Collutoire contre la périostite aiguë (Dubois)

Teinture d'iode.	6 grammes
Teinture de Napelline	3 —
M.	

Si l'amélioration ne se produit pas après six ou huit applications, suspendre.

Cette préparation devra être employée exclusivement par le praticien.

Collutoire pour combattre la gingivite dans la grossesse

Hydrate de chloral	
Alcool de chochléaria	} ââ 5 grammes
	(Pinard)

Application tous les jours ou tous les deux jours au bord libre de la gencive.

Collutoire contre irritation gingivale

Menthol	1 centigr.
Borate de soude.	5 —
Glycérine neutre	20 grammes
M.	

Glycéré pour calmer le prurit de dentition (Chompret)

Chlorhydrate de cocaïne.	0 gr. 15
Chloroforme	1 gramme
Glycérine	20 grammes
Essence de roses	VI gouttes

M. s. a. Exercer plusieurs fois par jour des frictions sur les gencives.

Autre

Stovaïne	0 gr. 10
Teinture de belladone	XX gouttes
Teinture de safran.	X gouttes
Sirop simple.	10 grammes
M. s. a.	

Collutoire

Borate de soude.	1	gramme
Chloral.	2	—
Glycérine	60	—
	(G. Viau)	

En collutoire toutes les heures pour combattre les brûlures de la muqueuse buccale.

Glycérolé de borax contre la stomatite, le muguet
(Blache, Séc)

Borax	1	gramme
Amidon	1	—
Glycérine	80	—
M.		

Glycérolé calcaire contre les brûlures (de Breyne)

Hydrate de chaux	3	grammes
Ether chlorhydrique chloré	3	—
Glycérine	150	—
M.		

On peut substituer le laudanum ou tout autre narcotique à l'éther.

Glycérolé au chlorate de potasse

Chlorate de potasse . . . .   2 grammes
Glyérine   100   —
   M.

Si l'on abaissait la dose de glycérine afin d'avoir une préparation concentrée, le chlorate ne se dissolverait pas et resterait en suspension.

(Dorvault)

Le chlorate de potasse est le spécifique des maladies de la muqueuse buccale, notamment de la stomatite mercurielle (V. Salvarsan).

Collutoire au tannin (Dubois)

Tannin. . . . . } ââ 5 grammes
Borate de soude . . . . }
Saccharine . . . .   0 gr. 05
Glycérine. . . . .   5 grammes
   M.

Collutoire astringent (Roy)

Tannin . . . .   5 grammes
Alcoolat de cochléaria   5   —
Glycérine   5   —
   M.

Collutoire révulso-résolutif

Teinture d'iode. . . . .   6 grammes
Alcoolature de racines d'aconit . .   3   —
Chloroforme   1   —
   M.

Badigeonner quatre ou cinq fois par jour, tenir pendant un instant à l'abri de la salive.

*Collutoire contre-irritant à employer après les applications
à la formaline (Berkowitz)*

Teint. d'iode . . . .)
Teint. d'opium. . . . . } ââ
Teint. d'aconit. . . . .)

Collutoire contre la stomatite

Acide salicylique . . . . 1 gramme
Borate de soude. . . . . 2 —
Glycérine neutre . . . . 30 —
    Usage externe.

Autre

Acide borique pulv. . . . . 2 grammes
Sulfate de quinine . . . . 1 —
Glycérine neutre . . . . 25 —
    M.

Contre la gingivite érythémateuse ou simplex

Chlorure de zinc . . . . 0 gr. 10
Eau distillée ou bouillée. . . . . 25 grammes
    M.

Badigeonner les gencives près du collet des dents
matin et soir.

Collutoire (idem)

Glycérine . . . . 200 grammes
Chlorate de potasse . . . . 2 —
Menthol. . . . . 0 gr. 30
    M.

Pour badigeonner les gencives quatre fois par
jour.

Collutoire

Propre à combattre les irritations et inflammations bucco-gingivales, également le muguet, les
aphtes, les brûlures de toute nature :

Borate de soude. . . . . 1 gramme
Anesthésine . . . . 0 gr. 05
Glycérolé d'amidon. . . . . 75 grammes
M.

Contre les fongosités gingivales, scorbutiques

Chlorure de zinc. . . . . 0 gr. 10
Adrénaline au 1000°. . . . . . . V gouttes
Eau bouillie ou distillée . . . . . 60 grammes
Stovaïne. . . . . 5 centigr. (facultative)
M. s. a.

Contre le prurit de la dentition (Besnier)

Chlorhydrate de cocaïne. . . . . 5 centigr.
Bromure de potassium . . . . . 50 centigr.
Eau distillée. . . . . 10 grammes
Glycérine . . . . 10 grammes
M.

Collutoire ou sirop de dentition (Comby)

Sirop de belladone. . . . . . . 10 grammes
Chlorhydrate de cocaïne. . . . . 0 gr. 05

Appliquer avec un pinceau sur la gencive.

Contre les accidents de dentition (Vigier)

Chlorhydrate de cocaïne. . . . . 1 centigr.
Sirop simple. . . . . 10 grammes
Teinture de safran. . . . . . . X gouttes
M.

Sirop de dentition (Delabarre)

Suc de tamaris frais . . . . . . 3 grammes
Infusion de safran à 3 % . . . . . 2 —
Miel fin épuré . . . . 10 grammes
Teinture de vanille . . . . . . 25 centigr.
M.

En frictions gingivales.

Collutoire dentaire pour rendre plus supportables les bases de dentiers avec les gencives sensibles :

Glycérine neutre	10 grammes
Tannin	10 centigr.
Cocaïne.	5 —
Adrénaline.	2 milligr.

Essuyer la gencive et frictionner cinq à six fois par jour les gencives aux endroits sensibles, tenir un instant à l'abri de la salive.

Collutoire contre les brûlures de la muqueuse buccale

Acide picrique	25 centigr.
Eau distillée	200 grammes

En applications locales une fois par jour.

(Viau)

Collutoire contre le scorbut infantile

Hydronaphtol	15 centigr.
Bicarbonate de soude.	5 —
Eau distillée	120 grammes

A appliquer sur la gencive à l'aide d'un tampon d'ouate.

(John Hart)

Collutoire (Bonnard)

Nirvanine	2 grammes
Eau distillée à saturation.	—

Anesthésique, légèrement antiseptique à appliquer en badigeonnages sur les muqueuses gingivales avant le nettoyage des dents, l'ablation du tartre.

PILULES ET POTIONS

Pilules contre sialorrhée (Trousseau)

Extrait alcoolique de belladone . .   1 gramme
Excipient et poudre inerte . . . .   q. s.
F. 100 pilules d'un centigramme.

Une pilule par jour.

Ou avec sirop, de façon à ce que chaque cuillerée à café de sirop contienne 1 centigramme d'extrait.

Contre la sécheresse de la bouche

(à boire en une ou deux fois)

Gomme arabique pulvérisée . . .   2 grammes
Glycérine 10   —
Eau 100   —
    M. s. a.

Ajouter jus de citron ou essence de menthe
cinq gouttes.

Potion calmante contre la périostite alvéolo-dentaire
des arthritiques

Antipyrine. . . . .   2 grammes
Salicylate de soude   2   —
Potion gommeuse 120   —
Sirop de morphine. 10   —
    F. s. a.

A prendre quatre fois dans le courant de la journée, au début de la périostite.

** ⁎
⁎ ⁎

Contre les névralgies dentaires, l'hyperesthésie dentinaire

GRANULES D'ACONIT

Dose : 6 granules, un tous les quarts d'heure. — Consécutivement, on peut augmenter de deux ou trois si l'effet désiré ne se produit pas. Si à deux ou trois, il y a soulagement, arrêter.

Potion à prendre comme adjuvant du traitement local dans la périostite alvéolo-dentaire (Dubois)

Hydrate de chloral.	2	grammes .
Sirop de groseilles.	25	—
Eau	25	—

A prendre en deux fois.

Autre

Antipyrine	2	grammes
Limonade citrique.	60	—

(Bouchut)

A prendre également en deux fois; on peut remplacer la limonade par l'eau sucrée et donner pour chaque verre un gramme d'antipyrine.

Contre la migraine

Antipyrine	80	centigr.
Sulfate de quinine.	20	—
Par cachet.		

Autre

Antipyrine	1	gramme
Bromure de potassium	1	—

A prendre dans un demi-verre d'eau sucrée additionnée d'un peu d'alcool de menthe.

(Cortot)

Pour calmer l'insomnie dans l'odontalgie infantile

Solution forte :

Bromure de potassium . . . . . .   15 grammes
Chlorure de sodium   5   —
Hydrate de chloral   3   —
Eau distillée   150   —

Le soir une à deux cuillerées à dessert de cette solution dans une tasse de lait chaud.

(Dauchez)

Potion calmante (Dieulafoy)

Sirop de chloral . . . . $\Big\}$ ââ 30 grammes
  — de morphine . . . .
Eau distillée de tilleul.   10   —
Eau de fleurs d'oranger   10   —
  M.

Une cuillerée à bouche toutes les trois heures.

Potion anti-hémorragique

Ergotine . . . .   5 grammes
Sirop de fleurs d'oranger   200   —
  M.

2 à 3 cuillerées à bouche par jour.

L'ergotine s'emploie également sous forme de sirop et de granules.

SPÉCIALITÉS ANTI-NÉVRALGIQUES

A. — Pilules au gelsémium sempervirens de Trouette-Perret.

B. — Capsules de trigémine « Creil » (V. antipyrine).

DIVERS

Mélange pour obturation des canaux

℞ Paraffine . . . . } ââ 8 parties
Sous-nitrate de bismuth . . . . . }
Paraforme . . . . 2 —
   M.   (Dunning)

Contre les prédispositions hémophiliques avant opération dentaire prendre **4** à **10** grammes par jour de la potion suivante :

℞ Chlorure de calcium . . . . 4 grammes
Sirop de menthe. . . . . 50 —
Eau distillée . . . . 100 —
                   (Guibaud)

Dents tachées par le fer

Frotter légèrement, une seule fois, les dents jusqu'à leur col, à l'aide d'une tige enroulée d'ouate et trempée dans la solution suivante :

Acide chlorhydrique fumant . . . } ââ 5 grammes
Eau distillée. . . . . }
   M. s. a.

Ensuite, durant **15** jours, user de la poudre :

Chlorate de potasse. . . . . 5 grammes
Craie lavée. . . . . 10 —
Poudre d'iris . . . . 20 —
Ess. de menthe et carmin . . . . Q. s.
   M. s. a.   (E. Lasniée)

Contre les douleurs consécutives à l'extraction d'une dent périostée (alvéolite) :

℞ Lanoline . . . .   q. s.
Orthoforme . . . .   0,05 à 0,10
Sous-nitrate de bismuth . . . .   0,15 à 0,20
Charpie d'amiante. . . . .   q. s.

Composer par trituration une petite boulette de grosseur appropriée et porter dans la cavité (Oubrerie).

(Dans cette formule on remarquera l'association heureuse de l'amiante substance imputrescible.)

Pâte dévitalisatrice (Dubois)

Acide arsénique . . . .   5 centigr.
Eserine   2   —
Cocaïne   2   —
Chloroforme Q. S. pour faire une pâte demi-solide.

*Pour atténuer la douleur dans l'extirpation pulpaire
et enlever plus facilement les ramuscules*

Cocaïne . . . .   5 centigr.
Acide sulfurique. . . . .   1 gramme
M.   (Dubois)

On peut également y ajouter quelques gouttes d'éther sulfurique.

Contre la décoloration des dents

Injecter dans la cavité pulpaire, d'abord nettoyée avec soin, deux à trois gouttes d'une solution saturée d'acide oxalique dilué dans de l'eau distillée.

(Bogra)

Pâte pour le coiffage des pulpes (Witzel)

Sublimé . . . . . : . . . .   5 grammes
Calomel   5   —
Chlorhydrate de morphine   1   —
Oxyde de zinc.   15   —

Mêlez en pâte molle.

Autre

Bichlorure de mercure. . . . . . .   2 grammes
Acide phénique crist. . . . . . .   1 gr. 50
Chlorhydrate de morphine . . . .   1 gr. 50

Mêlez et ajoutez :

Essence de menthe . . . . } ââ I goutte
Essence de girofle. . . . . }

(Witzel)

Autre
Pâte de Witzel pour coiffage pulpaire

Iodoforme . . . .   5 centigr.
Oxyde de zinc. . . . .   5 grammes

Pour la poudre.

Essence de girofle   1   —
Vaseline liquide   5   —

Pour le liquide.

Mêlez, pour le coiffage de la pulpe mise à nu, la pâte sera placée dans une petite coiffe métallique en aluminium et mise exactement sur le point dénudé.

(Witzel)

Pour placer dans la cavité pulpaire sous forme de pâte, lorsqu'il y a de la gangrène de la pulpe.

De même, pour désinfecter les canaux des molaires, dans les quatrièmes degrés.

Bichlorure de mercure . . . . . .   20 grammes
Acide phénique.   10   —
Alcool éthylique rectifié.   75   —
Eau de menthe poivrée   25   —
          M.

Panser à l'aide de mèches d'ouate.

Gutta dentaire ou thérapeutique (connue sous le nom de pâte de Hill) (pour pansements ou obturations)

Gutta percha	1	partie
Chaux vive	2	—
Feldspath porphyrisé	1	—
Quartz de chaux	1	—
Oxyde blanc de zinc	7	—

Triturer à chaud dans un mortier et réduire en lames ou cylindres.

On peut associer à la pâte de Hill différents topiques.

Anesthésie de l'ivoire dans les cavités profondes du 2ᵉ degré

Enlever le plus possible de dentine ramollie puis assécher et appliquer une parcelle du mélange suivant :

Oxyde de zinc	5 parties
Trioxyméthylène	1 —
Eugénol.	Q. S. pour faire une pâte
	(G. Mahé)

Laisser en place quatre à cinq jours seulement, l'action médicamenteuse du trioxyméthylène étant susceptible de se dissiper passé ce délai.

Efficace dans l'hyperesthésie de la dentine comme obturation provisoire.

Gutta au nitrate d'argent (Dubois), contre dentine sensible

Gutta percha.	2 gr. 50
Oxyde de zinc	10 grammes
Nitrate d'argent cristallisé. . . .	1 —

Triturer d'abord la gutta et l'oxyde, puis ajouter le nitrate préalablement pulvérisé ; réduire en lame mince et découper en petits morceaux ; mettre une lamelle de cette gutta ainsi préparée au fond de la cavité et recouvrir de pâte de Hill. Laisser en place quelques jours.

Gutta à l'oxyde noir de cuivre pour obturation des canaux (Dubois)

Gutta percha.	6 grammes
Oxyde noir de cuivre.	6 —
Oxyde de zinc	12 —

Triturer comme ci-dessus ; s'emploie avec la tige d aluminium qu'elle recouvre.

Autre à l'iodoforme

Gutta-percha.	6 parties
Iodoforme	1 —
Oxyde de zinc	10 —
	(Richard-Chauvin).

Pâtes à canaux

Mettre sur une plaque de verre : une goutte de créosote et une goutte de formaline à 40 %, y adjoindre quelques cristaux de thymol et assez d'iodoforme pour former une pâte ; remplir le canal et introduire une pointe de gutta.

(Berkowitz).

Composition pour bains dentifrices destinés au traitement prophylactique de la carie dentaire

Phosphate de chaux	10 grammes
Carbonate de chaux	5 —
Bicarbonate de soude.	5 —
Saccharine.	5 centigr.
M.	

Une cuillerée à café par verre d'eau pour baigner les arcades dentaires, matin et soir pendant quelques instants ; aromatiser si besoin est avec quelques gouttes d'essence d'anis ou de menthe (à employer surtout dès le jeune âge).

PASTILLES CONTRE LA FÉTIDITÉ DE L'HALEINE

Café pulvérisé	45 grammes
Charbon végétal.	15 —
Sucre pulvérisé.	15 —
Vanille	15 —

Mucilage de gomme du Sénégal Q. S.

Mêlez pour faire des pastilles de 1 gramme (5 à 6 par jour).

(Nouv. Rem.)

*Contre les brûlures des joues et du voisinage
de l'orifice buccal*

Menthol.	1 gramme
Huile d'olive	} āā 30 grammes
Eau de chaux.	

(Viau)

Appliquer toutes les heures avec un pinceau, sur les parties brûlées.

*Pâte momifiante pour la pulpe et pour l'obturation
immédiate des racines*

Alun calciné	
Thymol	} āā 20 grammes
Glycérol	

Autre (Quintin)

Après lavages à l'eau oxygénée diluée dans deux parties d'eau bouillie (4 volumes).

Obturer les canaux avec la pâte suivante :

Solution de menthol . . . . ⎫
—   de thymol . . . . ⎬ ââ
—   de formol. . . . . ⎭

Iodoforme Q. S. pour faire une pâte de consistance voulue, supprimer le formol quand il existe de la périostite et en attendre la guérison avant de faire l'occlusion définitive.

Pâte obturatrice dans les 3ᵉ et 4ᵉ degrés

Oxyde de zinc . . . . 2 parties
Trioxyméthylène 1   —
Formol géranié ou rosat. . . . . Q. S.

Pâte fixatrice sclérogène (Robin)

Créosote de houille . . . . . . 10 grammes
Formol à 40 %. 10   —
Oxyde de zinc . . . . Q. S.
     M. s. a.

Traitement de la gangrène de la pulpe

D'après J.-P. Buckley (4ᵉ Congrès, Saint-Louis).

Tricrésol . . . . ⎫
Formaline. . . . . ⎬ ââ

Imbiber une petite boulette de coton et l'enfermer hermétiquement **24** ou **48** heures dans la chambre pulpaire, un seul pansement suffit.

Si abcès ou fistule déclarés mettre moins de formol.

Tricrésol. . . . . 2 grammes
Formaline 1   —

Nettoyer le pus et mettre une mèche de cette solution dans les canaux, fermer un jour ou deux et renouveler s'il y a lieu.

Quand la stérilisation des canaux est obtenue, le professeur Machwuerth recommande la pâte suivante pour les obturer :

Poudre :

Oxyde de zinc. . . . . 20 %
Paraformaldéhyde . . . .   5 —

Liquide :

Sulfate de zinc. . . . .   5 %
Eau distillée . . . . 15 —
Tricrésol Q. S. pour faire une pâte épaisse.

(Lorsqu'on fait entrer le tricrésol et la formaline dans une formule pour canaux j'estime qu'on doit toujours leur associer un analgésique ou un narcotique tel que la cocaïne ou la morphine pour amoindrir leurs effets irritants toujours à redouter.)

Formule spéciale au pansement sclérogène

Chloroforme. . . . . 40 grammes
Acide thymique crist. . . . . . . 10 centigr.
Menthol crist. 10   —
Formaldéhyde à 40 %. . . . . . . 20 gouttes
Trioxyméthylène . . . .   5 centigr.
Cocaïne.   3   —
Morphine   2   —
   M. s. a.

(Agiter avant usage.)
Pansement des 3e degrés et des canaux.
Renouveler plusieurs jours les pansements.

Excellent composé pour lubréfier les canaux dentaires.

Gutta-percha dentaire . . . . .   2 grammes
Chloroforme. . . . . Q. s. pour dissoudre
   M.

Laisser évaporer le chloroforme pendant un certain laps de temps et lorsqu'on n'aura plus qu'une pâte sirupeuse ajouter essence d'eucalyptus et tenir bien bouché, pour imprégner les mèches qui doivent rester à demeure ou faciliter la pénétration des cônes de gutta.

— D'après M. Chénivesse d'Avignon (1) :

« Voici une formule et un procédé qui donnent une rapide diminution de, la douleur dans les cas de périostites. Sur la gencive, en suivant le trajet des racines de la dent malade, je fais de profondes pointes de feu. Je badigeonne cette partie du mélange ci-dessous que je recouvre avec un morceau de digue que je maintiens cinq minutes environ.

```
Chlorhydrate de cocaïne.  .  .  .  .     25 centigr.
Salicylate de méthyle.  .  .  .  .  .      2 grammes
Carbonate de gaïacol .  .  .  .  .  .      4      —
Teinture d'iode.  .  .  .  .  .  .  . ⎫ ââ 20 grammes
Glycérine .  .  .  .  .  .  .  .  .  . ⎭
     F. s. a.
```

« Usage externe, agitez.

« J'ai composé cette formule depuis deux ans, j'ai toujours obtenu un résultat satisfaisant lorsque je l'ai employée. »

ANALGÉSIE ENDO-GINGIVALE (Stypage).

Formules pour produire l'analgésie locale superficielle dans certains cas d'avulsions dentaires où l'emploi des anesthésiques est contre-indiqué ou dont l'urgence n'est pas démontrée.

En applications répétées sur la gencive tout autour de l'organe à retrancher (agir à l'abri de la salive, opérer après 5 à 10 minutes) :

1. *In : Bulletin Syndical Chir. dent. franç.*

Morphine.	} àà 0 gr. 3 centigr.
Vératrine.	
Teinture d'aconit.	30 grammes
— de pyrèthre	15 —

M.

(Dubois)

Autre (idem)

| Camphre en poudre | 10 grammes |
| Ether sulfurique. | 20 — |

M.

(Dubois)

Autre (idem)

Chlorhydrate de morphine.	1 gramme
— de cocaïne.	3 —
Alcool rectifié	25 —
Eau de menthe poivrée.	25 —
Essence de girofle.	50 centigr.

M.

(Distel)

Autre (idem)

Essence de muscade	} àà 1 gramme
— de cannelle de Ceylan	
— de menthe poivrée	
— de Wintergreen	
Gaïacol (facultatif).	25 centigr.
Alcool à 80° .	30 grammes

M.

(Si les muqueuses sont saines, on peut à la rigueur remplacer le gaïacol par 10 gouttes de salicylate de méthyle).

Autre (idem)

Chloral anhydre .	50 centigr.
Menthol .	2 grammes
Acide thymique .	50 centigr.
Chloroforme pur.	20 grammes

M.

Autre (idem)

Anesthésine	1 gramme
Adrénaline au 1000°.	V gouttes
Menthol	2 grammes
Chloroforme pur.	15 —
M.	

ANALGÉSIE EXTRA-DENTAIRE

Analgésie des incisives et des canines supérieures

Appliquer dans la partie antérieure de la fosse nasale (plancher) entre la tête du cornet inférieur et la cloison, un tampon imbibé d'une solution de chlorhydrate de cocaïne à 1/20 ou 1/10 °/₀.

Faire pencher légèrement la tête en avant.

L'anesthésie se produit au bout de vingt à trente minutes.

On peut également badigeonner cette même partie de la fosse nasale, ou même la gencive, au moyen d'un tampon trempé dans cette solution, ou mieux dans le mélange suivant :

Acide phénique neigeux	ӓӓ 1 gramme
Menthol.	

Triturer jusqu'à complète liquéfaction et ajouter :

Chlorhydrate de cocaïne	1 gramme

On obtient ainsi une analgésie complète dans les douleurs de la pulpite ou de la gingivite et une anesthésie suffisante pour l'avulsion dentaire ou la résection partielle du rebord alvéolaire.

RÉCALCIFICATION

*Poudre prescrite au sanatorium d'Angicourt, d'après la for-
mule de Ferrier, préconisée dans sa méthode de surminérali-
sation en faveur des tuberculeux*

Hydro-carbonate de chaux. . . .	40 grammes
Phosphate de chaux	20 —
Carbonate.	30 —
Sous-nitrate de bismuth.	8 —

(Le sous-nitrate peut varier de 8 à 12 grammes
selon le tempérament ou l'eau employée.)

A prendre une cuillerée à café deux heures après
chaque repas (Voir article à l'*Appendice*).

*(A mon avis il y a lieu d'être prudent avec le bismuth, usons,
n'abusons pas ! car à son rôle d'anti-acide et d'absorbant, de
modérateur des secrétions, de calmant, il faut hélas y ajouter
celui de toxique.)*

Autre (Ferrier)

Carbonate de chaux	50 centigr.
Phosphate de chaux tribasique . .	20 —
Magnésie calcinée	5 —

Pour un paquet.

En prendre 3 par jour.

(Voir bain dentifrice de Quincerot, page **265** et
formulaire.)

Vernis antiseptique succédané du collodion

Thymol.	1 gr. 50
Baume de tolu	5 grammes
Gomme laque pulvérisée	60 —
Alcool à 90°	50 —
Ether	100 —

(Nicaise)

Contre les douleurs post-opératoires et pour prévenir
l'infection après les odontectopies laborieuses

Combler l'alvéole dentaire de salicylate de soude.

Ou bien encore :

A l'aide de tampons d'amiante, bourrer de cette poudre le fond de l'alvéole ; deux heures après seulement, laver la bouche.

Pansement contre l'infection alvéolaire post-opératoire

Caséine.	
Charbon végétal	ââ
Orthoforme	

(G. M.)

Ce pansement contre l'infection alvéolaire est surtout recommandé après les avulsions dentaires faites par anesthésie sous-gingivale lorsque l'adrénaline a fait partie de la formule.

Remarque. — A vrai dire je ne suis pas très partisan des pansements post-opératoires à demeure ; ils peuvent être sujets à caution en ce sens qu'ils pourraient plutôt favoriser l'infection que la prévenir. Des tampons dans les alvéoles, dans les sinus !... On en a retrouvé qui y avaient été oubliés et c'est à *l'occasion* de l'aggravation de la plaie, que ces découvertes eurent lieu. Il faut donc les réserver pour des cas tout à fait spéciaux, et ces tampons doivent être placés, et *surtout retirés* par le chirurgien lui-même afin d'être assuré contre tout risque d'erreur.

Les irrigations intra-alvéolaires répétées suffisent à elles seules dans la majorité des cas, à aseptiser le champ opératoire et à favoriser la cicatrisation des tissus.

TABLE DES MATIÈRES

CHAPITRES

PREMIERE PARTIE

1. Voir en renvoi de note pages 23, 184 et 185 : Terminologie.

DEUXIÈME PARTIE

TROISIEME PARTIE

QUATRIEME PARTIE

CINQUIÈME PARTIE

SIXIEME PARTIE

SEPTIÈME PARTIE

HUITIÈME PARTIE

TABLE DES AGENTS MÉDICAMENTEUX

A

D

E

F

M

N

O

P

R

S

T

V

FIGURES DANS LE TEXTE

MAYENNE, IMPRIMERIE CHARLES COLIN